**Ernährungsberatung
für Kinder und Familien**

Herausgeber:

Forschungsinstitut für Kinderernährung

Anschrift des Herausgebers:

Forschungsinstitut für Kinderernährung Dortmund
Heinstück 11
44225 Dortmund

Ernährungsberatung für Kinder und Familien

Von
Mathilde Kersting und Gerhard Schöch

Herausgeber:
Forschungsinstitut für Kinderernährung, Dortmund

Mit 5 Abbildungen und 24 Tabellen im Text

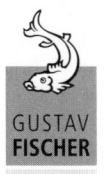

GUSTAV **FISCHER** Jena Stuttgart Lübeck Ulm

Anschrift der Autoren:

Dr. troph. Mathilde Kersting
Prof. Dr. med. Gerhard Schöch
Heinstück 11
44225 Dortmund (Brünninghausen)

Geschützte Warennamen (Warenzeichen) wurden nicht immer besonders gekenn-
zeichnet. Das Fehlen eines solchen Hinweises bedeutet also nicht, daß es sich um
freie Warennamen handelt.

Wichtiger Hinweis: Die pharmakotherapeutischen Erkenntnisse in der Medizin un-
terliegen laufendem Wandel durch Forschung und klinische Erfahrungen. Die Autoren dieses Werkes haben große Sorgfalt darauf verwendet, daß die in diesem
Werk gemachten (therapeutischen) Angaben (insbesondere hinsichtlich Indika-
tion, Dosierung und unerwünschten Wirkungen) dem derzeitigen Wissensstand
entsprechen. Das entbindet den Benutzer dieses Werkes aber nicht von der Ver-
pflichtung, anhand der Beipackzettel zu verschreibender Präparate zu überprüfen,
ob die dort gemachten Angaben von denen in diesem Buch abweichen, und seine
Verordnung in eigener Verantwortung zu bestimmen.

Die Deutsche Bibliothek — CIP-Einheitsaufnahme

Kersting, Mathilde:
Ernährungsberatung für Kinder und Familien : mit 24 Tabellen
im Text / von Mathilde Kersting und Gerhard Schöch. Hrsg.
Forschungsinstitut für Kinderernährung, Dortmund. — Jena ;
Stuttgart ; Lübeck ; Ulm : G. Fischer, 1996
    ISBN 3-437-31100-X
NE: Schöch, Gerhard:

© Gustav Fischer Verlag Jena, 1996
Villengang 2, 07745 Jena

Gesamtherstellung: Druckhaus Köthen GmbH
Printed in Germany
ISBN 3-437-31100-X

Vorwort

Vorbeugen: je früher, desto besser!

Richtige Ernährung gehört zu den wichtigsten Maßnahmen der Gesundheitsförderung. Richtige Ernährung ist um so wirkungsvoller, je früher damit begonnen wird.

Dank großer Fortschritte von Medizin und Ernährungswissenschaft ist heute schon recht gut bekannt, wie die Ernährung beschaffen sein soll, um den vielfältigen sogenannten Zivilisationskrankheiten vorzubeugen. Zu diesen ernährungsbeeinflußten Krankheiten, die meist erst im Erwachsenenalter manifest werden, gehören u. a. Herz-Kreislauf-Krankheiten, Übergewicht, Diabetes mellitus, Osteoporose, Gicht und manche Krebsarten. Glücklicherweise benötigt man zur Vorbeugung gegen diese Krankheiten keine besonderen Diäten. Vielmehr kann sich jeder auf einfache Weise richtig ernähren und so seine Gesundheit umfassend fördern.

Die richtige Zusammensetzung der Nahrung hängt nicht vom Alter ab, wenn man von der Säuglingszeit absieht. Bei richtiger Handhabung geht die Ernährung des Säuglings problemlos in die Familienernährung über, mit der die Bedürfnisse von Kindern, Jugendlichen und Erwachsenen in gleicher Weise befriedigt werden. Eine präventivmedizinisch ausgerichtete Familienernährung ist überdies wohlschmeckend und preiswert.

Das vorliegende Buch ist aus einer Reihe von Broschüren hervorgegangen, die vom Forschungsinstitut für Kinderernährung für Gruppen mit besonderem Beratungsbedarf entwickelt wurden. Der Grundgedanke bestand darin, Mütter und Ärzte sowie alle anderen an der Ernährungspraxis und der Ernährungsberatung Beteiligten gleichlautend darüber zu informieren, wie es am besten gelingt, den heutigen wissenschaftlichen Kenntnisstand auf möglichst einfache Weise in der alltäglichen Ernährung zu verwirklichen. An der Entwicklung der Broschüren waren neben den Autoren folgende Mitarbeiterinnen beteiligt: Ute Alexy, Diplom-Oecotrophologin; Dr. Iris Baltes, Diplom-Oecotrophologin; Christa Chahda, Diätassistentin; Dr. Barbara Kaiser, Diplom-Oecotrophologin und Sabine Zempléni, Diplom-Oecotrophologin. Ihnen allen sei hiermit vielmals gedankt.

Die dem Buch zugrunde liegenden Broschüren des Forschungsinstituts für Kinderernährung (siehe Anhang) sind so gestaltet, daß jede einzelne möglichst alle wichtigen Informationen zur Ernährung der jeweiligen Gruppe enthält und somit für sich allein gelesen werden kann. Diesem Prinzip folgen auch die einzelnen Kapitel des vorliegenden Buches, die jeweils für sich allein verständlich sind. Dabei ließen sich gelegentliche Wiederholungen nicht vermeiden.

Der Gustav Fischer Verlag und besonders Herr Bernd Rolle trugen durch ihre jederzeit konstruktive Mitwirkung wesentlich zur Verwirklichung dieses Buches bei.

Prof. Dr. med. Gerhard Schöch
Direktor des Forschungsinstituts für Kinderernährung, Dortmund

Inhaltsverzeichnis

1 Ernährung von Säuglingen

1.1. Stillen

1.1.1. Nichts geht über Stillen

Stillen wird von Experten in aller Welt als die beste Form der Ernährung in den ersten Lebensmonaten empfohlen. Das Stillen ist nicht allein für den Säugling optimal, auch die Mutter profitiert davon. Beim Stillen wird in einzigartiger Weise die in der Schwangerschaft begonnene Beziehung zwischen Mutter und Kind fortgesetzt. Mutter und Kind können sich optimal aufeinander einstellen: das Kind weiß, was es braucht, und die Mutter kann es ihm geben.

▶ **Vorteile des Stillens für das Kind:**

- Stillen ist die natürliche und beste Ernährung für den Säugling;
- Muttermilch enthält alle notwendigen Nährstoffe in der richtigen Zusammensetzung und paßt sich den Bedürfnissen des Kindes an;
- Muttermilch ist leicht verdaulich;
- die Abwehrstoffe in der Muttermilch schützen vor vielen Infektionskrankheiten;
- gestillte Kinder sind seltener krank;
- Muttermilch ist immer verfügbar, hygienisch einwandfrei und richtig temperiert;
- ausschließliches Stillen in den ersten Monaten kann das Kind vor Allergien schützen;
- Stillen formt den Unterkiefer und kann damit der Entwicklung von Zahnfehlstellungen vorbeugen.

▶ **Vorteile des Stillens für die Mutter:**

- nach der Geburt wird die Rückbildung der Gebärmutter beschleunigt und die Blutverluste sind geringer;
- Stillen ist praktisch, es spart Arbeit, Zeit und Geld und ist umweltfreundlich;
- Stillen macht unabhängig, z. B. wenn man unterwegs ist;

Dank der allgemeinen Bemühungen um die Verminderung der Umweltbelastungen sind die früher recht hohen Gehalte an Schadstoffen in der Muttermilch in den letzten Jahren erfreulicherweise erheblich zurückgegangen. Das volle Stillen ist nach Meinung der Experten heute uneingeschränkt als beste Ernährung in den ersten 4–6 Lebensmonaten zu empfehlen. Auch wenn nach der Einführung von Beikost im 2. Lebenshalbjahr noch weiter gestillt wird, bestehen für das Kind keine gesundheitlichen Gefahren durch die in der Muttermilch enthaltenen Schadstoffe.

Dennoch sollte die Mutter während der Stillzeit darauf achten, nicht stark abzunehmen. Durch das Einschmelzen der Fettspeicher beim Abnehmen werden die dort gesammelten Schadstoffe in größeren Mengen frei und gelangen über das mütterliche Blut in die Muttermilch, was zu einer unnötigen Erhöhung des Schadstoffgehaltes in der Muttermilch führen würde.

1.1.2. *Stillvorbereitung in der Schwangerschaft*

Stillen will gelernt sein. Die Mutter sollte sich schon in der Schwangerschaft über das Stillen informieren. Theoretische Hinweise und Empfehlungen sind in der Praxis häufig nicht ausreichend. Daher sollte schon frühzeitig Kontakt zu Müttern und Familien, die Freude und Erfahrung mit dem Stillen haben, gesucht werden, z. B. in Stillgruppen und Geburtsvorbereitungskursen. Dort können praktische Fähigkeiten, wie korrektes Anlegen und verschiedene Stillpositionen, geübt werden.

Die Brust muß nicht besonders auf das Stillen vorbereitet oder abgehärtet werden. Es genügt, während Schwangerschaft und Stillzeit die Brust 1mal täglich mit klarem Wasser zu waschen und anschließend an der Luft zu trocknen. Seife macht die empfindliche Haut spröde und schadet deshalb.

Die Größe der Brust spielt keine Rolle für das Stillen. Ragen die Brustwarzen nicht deutlich hervor, wenn der Warzenhof zusammengedrückt wird, sondern ziehen sie sich zurück (**Flachwarze**) oder bleiben sie eingestülpt (**Hohlwarze**), so ist das kein Hinderungsgrund für das Stillen. Das Kind trinkt nämlich nicht an der Brustwarze, sondern an der Brust. Sollten dennoch Probleme beim Stillen auftreten, kann die Benutzung von „Stillhütchen" hilfreich sein, die man in der Apotheke oder im Sanitätshaus erhält.

1.1.3. *Beginn des Stillens*

Das Stillen wird durch **Hormone** beeinflußt. Durch eine Veränderung der Hormonspiegel mit der Geburt wird die Milchbildung möglich. Aber erst durch das Anlegen des Säuglings kommt es zur Abgabe der Milch. Die mechanische Reizung der Brust durch das Saugen führt zur Ausschüttung des Hormons Oxytocin, das ein Zusammenziehen der Muskeln um die Alveolen, die Bildungs- und Speicherorte der Muttermilch, bewirkt. Damit wird die Milch aus der Brust „gepreßt". Häufiges Stillen fördert die Ausschüttung des Hormons Prolaktin, das die Milchbildung in Gang hält.

Dieses komplizierte System reagiert sehr empfindlich gegenüber Streß jeglicher Art. Beispielsweise wirken eine hektische Umgebung und Zeitdruck, aber auch Zweifel und Ängste, ob der Säugling genügend Milch bekommt, einem erfolgreichen Stillen entgegen. Wenn die Mutter beim Stillen entspannt ist, werden sie und ihr Kind das Stillen schnell und leicht erlernen.

▶ Das **erste Anlegen** des Neugeborenen sollte im Kreißsaal so früh wie möglich erfolgen, am besten noch vor dem Waschen und Messen des Kindes. Der Saugreflex des Kindes ist nämlich in den ersten 20–30 Minuten nach der Geburt besonders gut auslösbar. Dies sollte ausgenutzt werden, um die Milchbildung wirkungsvoll anzuregen.

War die Geburt anstrengend, und hat die Mutter sogar Schmerz- oder Beruhigungsmittel benötigt, kann das Kind vorübergehend schläfrig sein und unter Umständen nur schwach saugen. Durch geduldiges Anlegen, vielleicht auch Streicheln der Wangen oder sanftes Klopfen auf den Rücken, kann das Kind zum Saugen ermuntert werden. Anschließend sollte immer dann gestillt werden, wenn das Kind sich meldet.

Das **Stillen nach Bedarf** gelingt am besten, wenn Mutter und Kind Tag und Nacht zusammen sein können. Angelegt wird immer an beiden Brüsten. Dadurch wird die Milchbildung maximal gefördert. Je häufiger das Kind saugt, desto rascher erhöht sich die Milchmenge. In den ersten Tagen und Wochen muß in der Regel 6–10mal rund um die Uhr gestillt werden.

Bei den ersten Saugversuchen erhält das Kind meist wenig Milch. Die sogenannte **Vormilch** ist aber ganz besonders wertvoll. Sie ist reich an Abwehrstoffen, leicht verdaulich und erleichtert den ersten Stuhlgang („Kindspech"). Bis zum Einsetzen einer kräftigen Milchbildung („Milcheinschuß") zwischen dem 2. und 4. Tag nach der Geburt ist die Muttermilch cremig-gelblich. Die reife Milch sieht wäßrig-bläulich aus, sättigt aber trotzdem gut.

Auch nach einem **Kaiserschnitt** kann gestillt werden. Die Mutter braucht dann in den ersten Tagen nur etwas mehr Unterstützung.

Für **Frühgeborene** ist Muttermilch besonders wertvoll. Bis das Kind kräftig genug ist, um an der Brust zu trinken, wird die Milch abgepumpt und mit der Flasche verabreicht.

1.1.4. *Anlegen*

Grundvoraussetzungen zum Stillen sind **Ruhe und Entspannung**. Deshalb sollte sich die Mutter zum Stillen Zeit nehmen und sich einen ruhigen und bequemen Platz suchen, so daß sie sich ganz auf ihr Kind konzentrieren kann.

Beim **Stillen im Sitzen** setzt sich die Mutter möglichst aufrecht hin. Ein Kissen oder das Deckbett des Kindes auf dem Schoß unterstützt ihren Arm so, daß das Kind ohne Anstrengung an die Brust gehalten werden kann. Dabei liegt das Kind seitlich mit dem Kopf in der Armbeuge der Mutter und mit dem Mund auf Höhe der Brustwarze.

▶ Zum Stillen wird das Kind zur Brust und nicht die Brust zum Kind gebracht. Die Mutter hält die Brust mit ihrer freien Hand so, daß sie den Daumen auf die Brust legt und mit den Fingern von unten die Brust umfaßt und anhebt. Mit der Brustwarze wird die Unterlippe des Kindes sanft berührt, bis das Kind den Mund weit öffnet und die Mutter die Brustwarze leicht hineinschieben kann. Wichtig ist, daß das Kind beim Saugen nicht nur die Brustwarze sondern auch den umgebenden Brustbereich mit seinen Zahnleisten umfaßt, weil es so am besten die Milch aus den Milchspeichern der Brust saugen kann. Dabei muß darauf geachtet werden, daß das Kind beim Trinken durch die Nase Luft holen kann.

Nachts empfiehlt sich das **Stillen im Liegen** in entspannter Seitenlage mit angewinkelten Beinen und Unterstützung des Kopfes durch ein Kissen. Das Kind liegt seitlich dicht an der Brust mit dem Mund auf Höhe der Brustwarze. Der untere Arm wird so abgewinkelt gehalten, daß der Kopf des Kindes frei liegt und die Hand das Kind im Rücken stutzt. Die obere Hand umfaßt und führt die Brust.

1.1.5. *Ablauf der Stillmahlzeit*

Mindestens in den ersten Wochen sollte das Kind bei jeder Mahlzeit an beiden Brüsten angelegt werden, da dies die Milchbildung anregt.

Merkt die Mutter, daß das Kind an der zuerst gereichten Brust genug getrunken hat und nur noch nuckelt, nimmt sie das Kind sanft von der Brust, indem sie ihren kleinen Finger vorsichtig in seinen Mundwinkel schiebt. Dadurch wird der Unterdruck im Mund des Kindes aufgehoben und die Brustwarzen werden geschont.

Zum **Aufstoßen** wird das Kind so über die linke Schulter der Mutter gehalten, daß seine Brust und sein Bauch auf ihrer Schulter liegen. Leichtes Auf- und Abwippen, eventuell auch behutsames Klopfen auf den Rücken, erleichtert das Entweichen der verschluckten Luft.

Anschließend wird die andere Brust gegeben. Während dieser Zeit wird das Kind satt und schläft meist ein. Die Mutter hat bald herausgefunden, ob sie ihr schlafendes Kind zum Aufstoßen noch einmal wecken muß. Nach dem Stillen sollte das Kind zum Schlafen auf die Seite gelegt werden. Zur Pflege der Brust werden die Brustwarzen und der Warzenhof nach dem Stillen mit Muttermilch bestrichen. Bei der nächsten Stillmahlzeit beginnt man mit der Brust, mit der zuletzt gestillt wurde.

Nach einiger Zeit sind Mutter und Kind ein eingespieltes Team und haben ihre eigene Stilltechnik entwickelt. Manche Mütter stillen immer an beiden Brüsten. Es gibt auch Kinder, die bei jeder Mahlzeit nur aus einer Brust trinken und sich nur bei „guter Laune" an die andere Brust anlegen lassen.

▶ Jedes Mutter-Kind-Paar entwickelt über kurz oder lang seinen eigenen **Mutter-Kind-Stillrhythmus.** Das Kind sollte immer dann gestillt werden, wenn es sich meldet. Dies kann bei manchen Kindern erst nach 3–4 Stunden, bei anderen Kindern auch schon nach 2–3 Stunden der Fall sein. Ein Rhythmus mit einer nächtlichen Ruhepause von etwa 6 Stunden spielt sich in manchen Fällen schon nach 6–8 Wochen ein; die meisten Kinder benötigen aber nachts noch längere Zeit eine Mahlzeit.

Auch für die **Dauer der Stillmahlzeit** gibt es keine festen Empfehlungen. Bei manchen Müttern setzt der Milchspendereflex ein, sobald das Kind zu saugen beginnt, in andern Fällen kann es einige Minuten dauern, bis das Kind beim Saugen größere Mengen Milch erhält. Meist haben Mutter und Kind bald herausgefunden, wie lange eine Stillmahlzeit bei ihnen dauert.

Abgepumpte oder ausgedrückte Milch kann in verschlossenen sterilen Behältnissen im Kühlschrank etwa 3–4 Stunden aufbewahrt werden, wenn die Temperatur nicht höher als $+4\,°C$ ist. Im Gefriergerät hält sich die Milch bei $-20\,°C$ ohne nachteilige Veränderung etwa 3–6 Monate. Die Einhaltung der Temperatur im Kühlschrank und im Gefriergerät sollte mit einem Thermometer kontrolliert werden.

1.1.6. *Hilfen bei Stillproblemen*

Wenn das Kind **Schnupfen** hat, ist die Nasenatmung beeinträchtigt und das Kind muß das Trinken an der Brust immer wieder unterbrechen, um durch den Mund Luft zu holen. Nasentropfen, die kurz vor dem Stillen verabreicht werden, erleichtern das Atmen durch die Nase und somit das Stillen. Nasentropfen sollten aber nur nach Absprache mit dem Kinderarzt eingesetzt werden.

Bei starker körperlicher oder psychischer Belastung der Mutter kann es zu einem **Rückgang der Milchmenge** kommen. Besonders die erste Zeit nach der Entlassung aus der Klinik ist oft schwierig. Ruhe und häufiges Anlegen des Kindes regen die Milchbildung wieder an (während 2 – 3 Tagen bis zu 8 – 10mal täglich anlegen).

Am frühen Morgen oder nach einem größeren Abstand zur letzten Stillmahlzeit kann die **Brust sehr prall** sein. Wenn das Kind die Brustwarze nicht fassen kann, sollte etwas Milch abgedrückt oder abgepumpt werden. Tritt die Brustwarze dann immer noch nicht ausreichend hervor, empfiehlt es sich, zusätzlich einen kalten Waschlappen oder Eiswürfel auf die Brustwarze zu legen.

Wunde Brustwarzen sind kein Grund zum Abstillen. Das Kind sollte dann häufiger und kürzer angelegt werden. Ein weniger hungriges Kind strapaziert die Brustwarzen nicht so stark. Es empfiehlt sich, zuerst an der weniger wunden Brust zu stillen. Sobald die Milch gut fließt, kann zur anderen Seite gewechselt werden. Zwischen den Stillmahlzeiten wird die Brust der Luft ausgesetzt. Zur Schmerzlinderung können vor dem Stillen Eiswürfel aufgelegt werden. Nur in seltenen Fällen ist es nötig, vorübergehend abzupumpen.

Ein **Milchstau** liegt vor, wenn die Brust an einer Stelle schmerzt und die Haut darüber gerötet ist. Manchmal kommt eine allgemeine Abgeschlagenheit dazu. Die Mutter sollte sich Ruhe gönnen, möglichst Bettruhe, und zwischen den Stillmahlzeiten kalte Umschläge auf den gestauten Brustbereich legen. Wichtig ist vor allem eine häufige Entleerung der betroffenen Brust, was unter Umständen durch warme Umschläge kurz vor dem Stillen erleichtert wird. Auch eine heiße Dusche läßt überschüssige Milch ablaufen und verschafft so Linderung. Wenn das Kind trotz Anlegen im 2-Stunden-Rhythmus die betroffene Brust nicht leertrinkt und die Brust weiterhin gespannt bleibt, muß die Milch abgepumpt werden. Bei anhaltendem Schmerz, Rötung und Fieber sollte unbedingt der Arzt aufgesucht werden.

1.1.7. *Entwicklung des Säuglings*

Ein Kind, das sich gesund entwickelt, erhält auch genügend Muttermilch.

Das **Gewicht** des Kindes sollte bis zum Wiedererreichen des Geburtsgewichtes täglich, dann bei gutem Gedeihen wöchentlich kontrolliert werden. Das Kind sollte im 1. Lebenshalbjahr pro Woche etwa 150 – 200 g zunehmen. Bei verlangsamter Gewichtsentwicklung sollte eine Stillprobe gemacht werden. Dabei wird das Kind über 24 Stunden vor und nach jedem Stillen mit derselben Kleidung gewogen. Die Differenz der Gewichtsangaben ergibt die Menge an getrunkener Muttermilch pro Mahlzeit. Dieses Ergebnis sollte mit dem Kinderarzt besprochen werden.

Der **Stuhl** des gestillten Kindes ist von goldgelber bis grünlich-bräunlicher Farbe und von weicher bis wäßriger Beschaffenheit. Manche vollgestillten Säuglinge haben 3 – 5mal täglich Stuhlgang, andere nur 1 – 2mal pro Woche, dies alles ist bei vollem Stillen als normal anzusehen.

1.1.8. *Ablösung des Stillens*

▶ Jede auch noch so kurze Stillzeit ist wertvoll. Es empfiehlt sich jedoch, wenn irgend möglich, 4 Monate lang voll zu stillen. Wenn das Kind gut gedeiht, wird der Kinderarzt wahrscheinlich zustimmen, daß 6 Monate vollgestillt wird. Auch nach Einführung der Beikost kann noch weiter gestillt werden.

Besteht für das Kind ein erhöhtes **Allergierisiko**, weil Vater oder Mutter oder beide Elternteile an einer Allergie leiden, sollte wenn irgend möglich 6 Monate lang vollgestillt werden.

In den ersten 4 – 6 Lebensmonaten benötigt das Kind keine anderen Lebensmittel außer Muttermilch. Allerdings ist auch beim Stillen während des ganzen 1. Lebensjahres die zusätzliche tägliche Gabe von **Vitamin D** zur Vorbeugung von Rachitis (400 – 500 I. E.) und von **Fluorid** zur Vorbeugung von Karies (0,25 mg) notwendig (siehe Abschnitt 1.2.2.4).

Zur **allmählichen Ablösung des Stillens** nach 4 – 6 Monaten werden schrittweise Breimahlzeiten eingeführt. Die Fütterung mit dem Löffel wird zuerst mit reinem Karottenbrei geübt. Wenn der Säugling sich an die Löffelfütterung gewöhnt hat, werden nach und nach weitere Lebensmittel eingeführt (siehe Abschnitt 1.2.3.).

Wenn vor dem 5. Monat abgestillt werden muß, empfiehlt es sich, pro Woche eine Brustmahlzeit durch eine Flaschenmahlzeit mit Säuglingsanfangsnahrung zu ersetzen (siehe Abschnitt 1.2.2.2.).

Ist aus irgendeinem Grund **plötzliches Abstillen** erforderlich, sollte die Mutter weniger Flüssigkeit zu sich nehmen. Häufig wird der Arzt ein Medikament zum Abstillen verordnen. Meist kommt die Milchproduktion aber erst nach mehreren Tagen zum Stillstand. Bis dahin kann noch etwas Milch aus der Brust auslaufen.

1.2. *Ernährungsplan für das 1. Lebensjahr*

1.2.1. *Überblick*

Der Ernährungsplan für das 1. Lebensjahr, der in Abbildung 1 als graphische Übersicht gezeigt ist, ermöglicht es, die derzeitigen wissenschaftlichen Kenntnisse zur Säuglingsernährung in einfacher Weise zu realisieren.

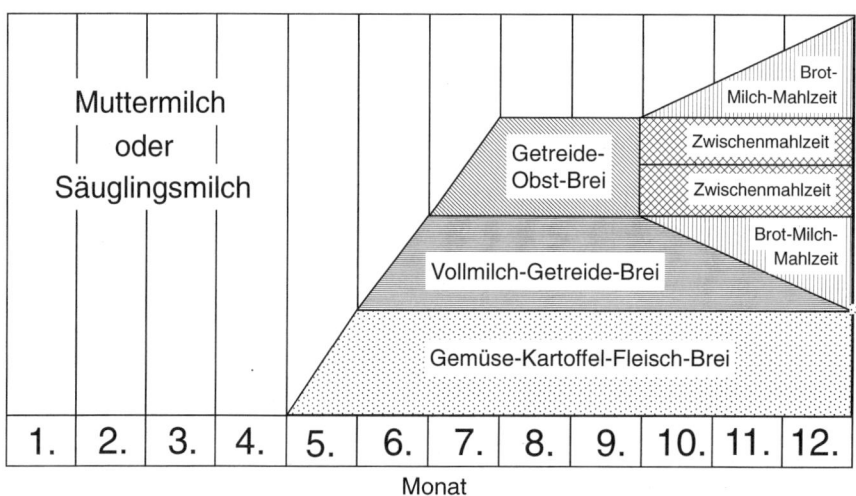

Abb. 1: Der Ernährungsplan für das 1. Lebensjahr

Im Verlauf des 1. Lebensjahres lassen sich in Bezug auf die Ernährung 3 verschiedene Abschnitte unterscheiden.

- 1.–4. Monat: ausschließliche Ernährung mit Muttermilch oder Säuglingsmilchnahrung;
- 5.–9. Monat: schrittweise Einführung von Beikost;
- 10.–12. Monat: schrittweise Einführung von Familienkost.

1.2.2. *1.–4. Monat: Muttermilch oder Säuglingsmilchnahrung*

In den ersten 4 Lebensmonaten erhält der Säugling mit Muttermilch oder einer industriell hergestellten Säuglingsmilchnahrung alle Nährstoffe, die er braucht. Alle anderen Lebensmittel sind überflüssig. Verfrühte Einführung anderer Lebensmittel, wie Säfte und Breie, kann bei manchen Säuglingen eine Allergie auslösen. Bei gut gedeihenden Säuglingen spricht nichts dagegen, 6 Monate lang ausschließlich zu stillen.

1.2.2.1. *Muttermilch*

Mit keiner noch so guten Säuglingsmilchnahrung kann der Säugling mit so großer Sicherheit ernährt werden wie mit Muttermilch. Glücklicherweise kann fast jede Mutter ihren Säugling stillen (siehe Abschnitt 1.1.).

Um die Milchbildung der Brust maximal anzuregen, sollte das Kind immer zuerst an beide Brüste angelegt werden. Nur wenn häufiges Anlegen wirklich nicht mehr zur Sättigung führt, sollte nach dem Stillen eine Säuglingsanfangsnahrung mit der Flasche bis zur Sättigung nachgefüttert werden. Der Sauger der Flasche darf dabei nur ein so kleines Loch haben, daß bei umgekehrter Flasche nicht mehr als 1 Tropfen pro Sekunde fällt. Das Kind kann sich sonst schnell an das leichte Trinken aus der Flasche gewöhnen und wird zum anstrengenden Saugen an der Brust zu bequem.

1.2.2.2. *Industriell hergestellte Säuglingsmilch*

Wenn die Mutter nicht stillen kann oder will, erhält das Kind eine industriell hergestellte Säuglingsmilchnahrung. Nach einer Regelung der Europäischen Union (EU) heißen diese Produkte heute im Oberbegriff „Säuglingsanfangsnahrung". Die üblichen Produkte, die aus Kuhmilch hergestellt werden und für alle gesunden Säuglinge geeignet sind, werden von der EU als „Säuglingsmilchnahrung" (siehe Tabelle 1) bezeichnet.

Die Säuglingsmilchnahrungen der deutschen Hersteller lassen sich in 2 Gruppen einteilen. Das Unterscheidungsmerkmal ist die Zusammensetzung des Kohlenhydratanteils. Tabelle 1 zeigt, zu welcher Gruppe eine Säuglingsmilchnahrung gehört (Stand: Ende 1995).

Säuglingsmilchnahrungen mit der Silbe „Pre" im Namen enthalten als einziges Kohlenhydrat Milchzucker (Laktose). „Pre"-Nahrungen sind ähnlich dünnflüssig wie Muttermilch und sättigen nicht so anhaltend wie stärkehaltige Milch (siehe nächster Abschnitt). „Pre"-Nahrungen sollen wie Muttermilch nach Bedarf des Kindes gefüttert werden. Deshalb können pro Tag 6 Mahlzeiten notwendig sein.

Säuglingsmilchnahrungen mit der Ziffer „1" im Namen enthalten als Kohlenhydrate Milchzucker und einen geringen Anteil Stärke. Der Stärkezusatz von etwa 2% wird gut vertragen. Er macht die Nahrung sämiger und kann zu einer längeren Sättigungsdauer und damit zu weniger Mahlzeiten pro Tag führen. Bei stärkehaltiger Säuglingsmilch kann es aber leichter zur Überfütterung des Säuglings kommen als bei stärkefreier Säuglingsmilch. Mütter, die eine stärkehaltige Säuglingsmilch wählen, sollten deshalb das Gewicht ihres Kindes besonders gut im Auge behalten (siehe Abschnitt 1.2.2.4.).

Tabelle 1: Industriell hergestellte Säuglingsmilch

Hersteller	**Säuglingsmilchnahrung (Säuglingsanfangsnahrung)**		**Folgemilch**
	Kohlenhydrat: Milchzucker	**Kohlenhydrate: Milchzucker, Stärke, evtl. andere Kohlenhydrate**	
Alete/Nestlé	Pre Aletemil	Aletemil 1	Aletemil 2 plus*
	Pre Beba	Beba 1	Beba 2
Aponti	Aponti Pre	Aponti 1* Ki-Na	Aponti 2*
Hipp	Pre Hipp	Hipp 1	Hipp 2
Humana	Pre Humana	Humana 1* Humana 1 babyfit*	Humana 2* Humana 2 babyfit*
Milchwerke Mittelelbe	Pre Milasan	Milasan 1	Milasan 2
Milupa	Pre Aptamil	Aptamil 1 Milumil 1*	Aptamil 2 Milumil 2 kristallzuckerfrei* Milumil 2*
Töpfer	Pre Lactana A	Lactana B*	Lactana C

* Enthalten als Kohlenhydrate neben den wünschenswerten Mengen von Milchzucker (Laktose) und Stärke noch andere, aber überflüssige Kohlenhydrate (siehe Text).

Manche stärkehaltigen Säuglingsmilchnahrungen enthalten neben Milchzucker und Stärke noch weitere Kohlenhydrate, wie Maltodextrine oder Haushaltszucker (Saccharose), die keine Vorteile für den Säugling bringen. Da in der Säuglingsernährung auf überflüssige Zutaten so weit wie möglich verzichtet werden sollte, sind von den stärkehaltigen Säuglingsmilchnahrungen diejenigen Produkte besonders empfehlenswert, die als Kohlenhydrate nur Milchzucker und Stärke enthalten (siehe Tabelle 1).

Ein Wechsel der Säuglingsmilchnahrung ist in der Regel im ganzen 1. Lebensjahr nicht erforderlich. Sowohl eine einmal gewählte „Pre"-Nahrung als auch eine „1"-Nahrung kann als Flaschennahrung solange beibehalten werden, bis der Säugling gegen Ende des 1. Lebensjahres beginnt, Vollmilch aus der Tasse zu trinken.

Folgemilch ist in ihrer Zusammensetzung weniger an Muttermilch angenähert als Säuglingsanfangsnahrung (siehe Tabelle 1). Sie hat noch mehr Ähnlichkeit mit Vollmilch. Folgemilch eignet sich daher nicht für die Ernährung in den ersten 4 Lebensmonaten. Umstellung von einer „Pre"-

Nahrung oder „1"-Nahrung auf eine Folgemilch ist ab dem 5. Monat möglich, aber nicht notwendig.

Dosierungsangaben auf der Verpackung des Milchpulvers müssen bei jedem Produkt genauestens eingehalten werden. Der Meßlöffel ist immer mit dem Messerrücken abzustreifen.

Zusätze von Vitaminen und Spurenelementen, z. B. Eisen, Zink, Kupfer und Jod, sind in Säuglingsmilchnahrung und Folgemilch entsprechend der EU-Regelung in ausreichender Höhe enthalten. Deshalb sollten im ganzen 1. Lebensjahr keine Zusätze von Saft, Gemüse oder Obst in die Flasche mit industriell hergestellter Säuglingsmilch gegeben werden.

1.2.2.3. *Selbstherstellung von Säuglingsmilch*

Eine Selbstherstellung von Säuglingsmilch ist möglich, aber **nicht empfehlenswert**. Sie erfordert besondere hygienische Sorgfalt und Genauigkeit bei der Zubereitung. Der Nährstoffgehalt von selbsthergestellter Säuglingsmilch kann die Ausgewogenheit des Nährstoffgehalts von industriell hergestellter Säuglingsmilchnahrung nicht erreichen. Soll Säuglingsmilchnahrung dennoch selbst hergestellt werden, so kommt dafür nur das Rezept für die kohlenhydrat- und fettangereicherte Halbmilch nach Droese und Stolley (siehe Tabelle 2) in Betracht. Rezepte für Halbmilch ohne Fettzusatz

Tabelle 2: Rezept für die Selbstherstellung von Säuglingsmilch
Halbmilch mit Zusatz von Kohlenhydraten und Öl nach Droese und Stolley

Gesamtmenge	Milch[1]	Wasser	Stärke[2] (2,5%)	Zucker[3] (4%)	Öl[4] (1,5%)
g	g	g	g	g	g
etwa 200	100	100	5	8	3

ab der 6. Woche pro 200 g Säuglingsmilch: 5 g Karottenpüree[5] und 20 g Obstsaft[6]

[1] Vollmilch, 3,5% Fett, pasteurisiert oder H-Milch;
[2] ab dem 5. Lebensmonat Vollkornprodukte, z. B. Instanthaferflocken, Vollkorngrieß;
[3] Milchzucker (Laktose) oder Haushaltszucker;
[4] Soja-, Maiskeim- oder Sonnenblumenöl;
[5] reine Karotten aus dem Gläschen;
[6] bei Unverträglichkeit von Orangensaft andere Säfte mit mindestens 40 mg Vitamin C/100 ml Saft (s. Gehaltsangabe auf der Banderole);
[5,6] erst kurz vor dem Füttern langsam in die warme Milch rühren

und für Zweidrittelmilch sind ebenso wie die Verwendung von Rohmilch, roher Vorzugsmilch sowie von teilentrahmter Milch oder gar Magermilch für Säuglinge ungeeignet.

Zur **Zubereitung** der selbsthergestellten Säuglingsmilch nach dem Rezept ist die Benutzung einer Digitalwaage (Teilung 1 g oder 2 g) notwendig, um die angegebenen Mengen genau einhalten zu können (siehe Tabelle 2). Pasteurisierte oder ultrahocherhitzte Vollmilch (3,5% Fett) wird 1 : 1 mit Wasser verdünnt und mit Stärke und Milchzucker unter Rühren aufgekocht. Milchzucker ist wegen seiner geringeren Süßkraft gegenüber Haushaltszucker vorzuziehen. Danach wird das Öl mit einem Mixer oder Schneebesen eingerührt.

Im Gegensatz zu Muttermilch und industriell hergestellter Säuglingsmilchnahrung enthält selbsthergestellte Säuglingsmilch nicht ausreichend **Vitamin C und Vitamin A**. Deshalb muß bei Selbstherstellung der Säuglingsmilch ab der 6. Lebenswoche Vitamin C-reicher Saft und für die Vitamin A-Versorgung Karottenbrei, der reich ist an Carotin, der Vorstufe von Vitamin A, zugefüttert werden (Mengenangaben siehe Tabelle 2). Empfehlenswert ist die Verwendung von industriell hergestelltem, reinem Karottenbrei für Säuglinge und von reinem Orangensaft (kein Nektar, kein Fruchtsaftgetränk!). Bei Verwendung von anderen Babysäften sollte der Vitamin C-Gehalt mindestens 40 mg pro 100 ml Saft betragen (Aufdruck auf der Banderole). Saft und Karottenbrei dürfen erst kurz vor dem Füttern unter Rühren langsam der warmen Milch zugegeben werden, da sonst Vitaminverluste auftreten.

1.2.2.4. *Weitere Hinweise*

Die **Milchmengen**, die für ein normales Wachstum benötigt werden, können von Kind zu Kind sehr verschieden sein.

Das Kind bekommt genügend Nahrung, wenn seine wöchentliche **Gewichtszunahme** im 1. Halbjahr etwa 150 – 200 g und im 2. Halbjahr etwa 100 g beträgt. Der gesunde Säugling hat nach 5 – 6 Monaten sein Geburtsgewicht etwa verdoppelt und nach einem Jahr etwa verdreifacht.

▶ Die zusätzliche tägliche Gabe von **Vitamin D** zur Vorbeugung von Rachitis (400 – 500 I. E.) und von **Fluorid** zur Vorbeugung von Karies (0,25 mg) ist während des 1. Lebensjahres bei jeder Form der Säuglingsernährung, also auch beim Stillen, notwendig. Beides ist z. B. in einer D-Fluorette 500 oder einer Fluor-Vigantolette 500 enthalten. Pro Tag wird 1 Tablette in einigen Tropfen Wasser aufgelöst und vor einer Mahlzeit mit einem Teelöffel gegeben.

Die Gabe von **Flüssigkeit** zusätzlich zur Muttermilch oder Säuglingsmilchnahrung ist in den ersten 4−6 Lebensmonaten bei gesunden Säuglingen nicht erforderlich. Wenn der Säugling stark schwitzt, z. B. bei einer fiebrigen Erkrankung oder bei heißem Wetter, kann die zusätzliche Verabreichung von Flüssigkeit notwendig werden. In Frage kommen hierfür Trinkwasser, das im 1. Lebenshalbjahr vorsichtshalber abgekocht werden sollte, oder kohlensäurefreies Mineralwasser.

1.2.3. *5.−9. Monat: Einführung von Beikost*

Nach 4 Monaten, bzw. bei gut gedeihenden Säuglingen nach 6 Monaten, reichen die Gehalte von Energie und Nährstoffen in Muttermilch und Säuglingsmilchnahrung für das schnelle Wachstum des Säuglings nicht mehr aus. Während das Kind in den ersten 4 Lebensmonaten nur Saug- und Schluckbewegungen beherrschte, ist es jetzt auch in der Lage, problemlos von einem Löffel zu essen. Damit ist es jetzt Zeit für den Beginn der Fütterung von Beikost.

1.2.3.1. *5. Monat: Gemüse-Kartoffel-Fleisch-Brei*

Im 5. Monat wird erstmals eine Milchmahlzeit durch eine Breimahlzeit abgelöst. Als 1. Brei wird am besten ein Gemüse-Kartoffel-Fleisch-Brei gegeben. Dieser kann entweder selbst zubereitet werden oder es kann ein käufliches Fertigprodukt verwendet werden. Man beginnt in beiden Fällen mit reinem Karottenmus und bleibt dabei, bis die ersten Schwierigkeiten mit der Löffelfütterung überwunden sind. Empfehlenswert sind Karotten-Fertigprodukte für Säuglinge, da diese kontrolliert niedrige Nitratgehalte haben.

Bei **Selbstzubereitung** werden dem Karottenmus frisch gekochte Kartoffeln im Verhältnis 2 Teile Karotten zu 1 Teil Kartoffeln zugegeben. Dazu kommt pro Mahlzeit etwa 1 Eßlöffel Fett (möglichst Sojaöl, sonst Sonnenblumenöl oder Maiskeimöl) oder Butter im Wechsel. Dem Gemüse-Kartoffel-Brei wird allmählich steigernd bis zu 6mal wöchentlich mageres, gekochtes, püriertes Fleisch zugesetzt. Damit der Brei nicht zu fest wird, muß zum Schluß je nach Gemüsesorte noch Flüssigkeit in Form von Orangensaft oder Wasser zugefügt werden. Die Zugabe von Orangensaft oder anderem Vitamin C-reichen Saft (mindestens 40 mg Vitamin C pro 100 ml Saft) ist vorteilhaft, weil Vitamin C die schlechte Verfügbarkeit von Eisen aus den pflanzlichen Lebensmitteln verbessert. Am Ende des 5. Lebensmonats sollte eine Milchmahlzeit durch einen vollen Gemüse-Kartoffel-Fleisch-Brei (etwa 150−200 g) ersetzt sein.

Ab dem 6. Monat kann der Brei außer mit Karotten auch mit anderem gut verträglichen, nährstoffreichen, frischen Gemüse der Saison gekocht werden. Auch kann dem Gemüse-Kartoffel-Brei ab dem 6. Monat 1mal pro Woche 1 Eigelb anstelle von Fleisch zugegeben werden. Um eine gefährliche Salmonelleninfektion des Säuglings zu vermeiden, muß der Brei zusammen mit dem Eigelb unbedingt nochmals aufgekocht werden.

Ratschläge und Rezepte für die Herstellung des Gemüse-Kartoffel-Fleisch-Breis in den einzelnen Altersabschnitten finden sich in den Abschnitten 1.3.2. und 1.3.3.1.

Anstelle von selbstzubereitetem Gemüse-Kartoffel-Fleisch-Brei kann auch **industriell hergestellte Gläschenkost** verwendet werden. Man beginnt im 5. Monat mit reinem Karottenbrei und geht dann zu Gläschen mit Gemüse-Kartoffel-Brei über. Dieser fleischfreie Gemüse-Kartoffel-Brei wird langsam steigernd bis zu 6mal pro Woche durch ein fleischhaltiges sogenanntes Baby-Menü (etwa 190 g pro Mahlzeit) abgelöst. Auch wenn auf den Banderolen mancher Baby-Menüs als Fütterungsbeginn noch nicht die neuen Angaben ,,nach dem 4. Monat'', sondern Angaben wie ,,im 4. Monat'' oder ,,ab dem 4. Monat'' aufgedruckt sind, sollte mit der Fütterung von Brei immer erst nach Vollendung des 4. Monats, also ab dem 5. Monat, begonnen werden. Eine frühere Fütterung von Brei ist aus Gründen der Nährstoffzufuhr unnötig und aus Gründen der Allergievorbeugung unerwünscht. Etwa ab dem 8. Monat, wenn die Menge des Baby-Menüs nicht mehr ausreicht und das Kind auch weniger fein pürierte Kost verträgt, können Junior-Menüs (etwa 220 g pro Mahlzeit) gefüttert werden.

Die richtige **Auswahl** der Menüs aus dem großen, unübersichtlichen Angebot ist schwierig. Aufmerksames Lesen der Zutatenliste und der Nährstoffgehalte auf der Banderole des Gläschens und die Beachtung der folgenden Hinweise erleichtern die Wahl.

● Die Zusammensetzung des industriell hergestellten Menüs soll ähnlich wie beim selbstzubereiteten Gemüse-Kartoffel-Fleisch-Brei sein; der Brei braucht nicht mehr als 4 verschiedene Zutaten zu enthalten; aus jeder der folgenden 4 Gruppen muß ein Lebensmittel enthalten sein:
  → Gemüse, z. B. Karotten, Blumenkohl, Kohlrabi, Fenchel, Brokkoli, Spinat, Pastinake;
  → Kartoffeln, Nudeln oder Reis; Kartoffeln sind nährstoffreicher als Nudeln und Reis;
  → Fleisch, pro Mahlzeit mindestens 20 g bei Baby-Menüs und mindestens 30 g bei Junior-Menüs;
  → Fett, pro Mahlzeit etwa 10 g Pflanzenöl, z. B. Sojaöl, oder Butter.

● Je einfacher die Rezeptur des Menüs ist, das heißt je weniger Zutaten enthalten sind, desto besser: der Säugling ist noch kein Feinschmecker.

- Das Menü sollte keinen Zucker und kein Salz enthalten; auf keinen Fall darf zugesalzen werden; der Brei soll dem Säugling und nicht den Erwachsenen schmecken.

Eine Übersicht der im Handel angebotenen Baby-Menüs und Junior-Menüs mit Angaben zu deren Zutaten und Nährstoffgehalten findet sich in Abschnitt 1.3.4.

1.2.3.2. 6. Monat: Vollmilch-Getreide-Brei

Im 6. Monat wird eine weitere Milchmahlzeit durch einen Vollmilch-Getreide-Brei (etwa 200 – 250 g) ersetzt.

Für die **Selbstzubereitung** werden nur 3 verschiedene Zutaten benötigt: Vollkorngetreide, Vollmilch und Vitamin C-reicher Obstsaft. Ratschläge und Rezepte für die Herstellung des Vollmilch-Getreide-Breis finden sich in den Abschnitten 1.3.2. und 1.3.3.2.

Industriell hergestellte Milch-Getreide-Breie werden in der Regel in Pulverform angeboten. Sie enthalten den Milchanteil in Form von getrockneter Milch oder getrockneten Milchbestandteilen und müssen nur noch mit Wasser verrührt werden. Auch verzehrsfertige Milch-Getreide-Breie in Gläschen sind erhältlich.

Zur richtigen **Auswahl** der Fertigmilchbreie ist es sinnvoll, sich an den folgenden Hinweisen zu orientieren.

- Je einfacher die Zusammensetzung des Milch-Getreide-Breis, um so besser. Zur Orientierung dient das Rezept für die Selbstzubereitung des Vollmilch-Getreide-Breis; die Zutaten der Fertigprodukte sind in der aufgedruckten Zutatenliste aufgeführt.
- Es ist völlig ausreichend, die Auswahl auf Produkte mit dem aufgedruckten Einsatzzeitpunkt „ab dem 6. Monat" zu beschränken; diese Produkte eignen sich bis zu der Zeit, zu der der Milchbrei gegen Ende des 1. Lebensjahres allmählich durch eine Brotmahlzeit abgelöst wird (siehe Abschnitt 1.2.4.); in Fertigmilchbreien, bei denen ein früherer Einsatzzeitpunkt als der 6. Monat aufgedruckt ist, entspricht der Milchanteil nicht immer dem vollen Nährstoffgehalt von unverdünnter Vollmilch; Breie, bei denen der aufgedruckte Einsatzzeitpunkt später als der 6. Monat ist, enthalten vermehrt Zutaten, die für Säuglinge überflüssig sind.
- Der Fertigmilchbrei sollte einen Zusatz von Jod zur Kropfvorbeugung enthalten; der Jodzusatz ist in der Zutatenliste als Kaliumjodid oder Kaliumjodat aufgeführt.

- Zur Vorbeugung von Karies und zur Vermeidung einer frühzeitigen Gewöhnung des Säuglings an süßen Geschmack sollten Fertigmilchbreie möglichst keine Zusätze von Zucker oder ähnlichen Kohlenhydraten enthalten; dies gilt auch für Getreideprodukte und „Frischmilchbreie", die für die Selbstherstellung des Vollmilch-Getreide-Breis verwendet werden. Auch wenn die Packung den Aufdruck „kristallzuckerfrei" trägt, sollte die Zutatenliste beachtet werden, denn Süßungsmittel „verstecken" sich z. B. hinter den Begriffen Saccharose (= Haushaltszucker), Maltose (= Malzzucker), Maltodextrin, Glukose (= Traubenzucker), Glukosesirup, Fruktose (= Fruchtzucker), Honig, Apfel- oder Birnendicksaft.

- Auf Geschmackszutaten, wie Nüsse, Kakao, Schokolade, Gewürze oder Aromen sollte in einem Brei für Säuglinge aus Gründen der Allergievorbeugung verzichtet werden.

Eine Übersicht der im Handel angebotenen Fertigmilchbreie mit Angaben zu deren Zutaten und Nährstoffgehalten findet sich in Abschnitt 1.3.4.

1.2.3.3. *7. Monat: Getreide-Obst-Brei*

Im 7. Monat wird eine weitere Milchmahlzeit durch einen milchfreien Getreide-Obst-Brei (etwa 200 – 250 g) ersetzt.

Bei **Selbstzubereitung** werden aus Wasser und Vollkorngetreideflocken etwa 100 g Brei gekocht. Dem warmen Wasser-Getreide-Brei werden etwa 100 g Obstbrei und 5 g Butter zugefügt. Ratschläge und Rezepte für die Herstellung des Getreide-Obst-Breis finden sich in den Abschnitten 1.3.2. und 1.3.3.3.

Industriell hergestellte Getreide-Obst-Breie werden als verzehrsfertige Mahlzeiten in Gläschen angeboten. Die richtige **Auswahl** wird durch die folgenden Hinweise erleichtert.

- Je einfacher der Brei zusammengesetzt ist, desto besser. Zur Orientierung bei der Auswahl der Fertigprodukte eignet sich das Rezept für die Selbstzubereitung des milchfreien Getreide-Obst-Breis; die Zutaten der Fertigprodukte können der aufgedruckten Zutatenliste entnommen werden.

- Bei den im Handel angebotenen Getreide-Obst-Breien sind unterschiedliche Einsatzzeitpunkte auf der Banderole angegeben; grundsätzlich kommen für den Einsatz ab dem 7. Monat entsprechend dem Ernährungsplan (siehe Abbildung 1) alle angebotenen Vollkorn-Obst-Breie in Frage, auch wenn der Hersteller einen früheren oder späteren Einsatzzeitpunkt als den 7. Monat angibt.

- Das Getreide sollte als Vollkorn enthalten sein; Vollkornprodukte sind besonders nährstoffreich.
- Der Getreide-Obst-Brei sollte frei sein von Milch und Milchprodukten, z. B. Joghurt und Sahne.
- Ferner sollte der Brei keine Zusätze von Zucker und anderen Süßungsmitteln enthalten; die Begriffe für Zucker und ähnliche Kohlenhydrate, auf die in der Zutatenliste zu achten ist, sind dieselben wie beim industriell hergestellen Milch-Getreide-Brei (siehe Abschnitt 1.2.3.2.).

Eine Übersicht der im Handel angebotenen Getreide-Obst-Breie mit Angaben zu deren Zutaten und Nährstoffgehalten findet sich in Abschnitt 1.3.4.

1.2.3.4. *Weitere Hinweise*

Als **4. Mahlzeit** im 2. Lebenshalbjahr sollte weiterhin Milch gefüttert werden. Je nach Gedeihen des Kindes kann nach Rücksprache mit dem Kinderarzt weiter gestillt werden. Ansonsten wird die bisher verwendete Säuglingsmilchnahrung („Pre" oder „1") unverändert weiter gegeben. Besonders wenn gestillt wird, benötigt das Kind oft noch mehr als eine Milchmahlzeit am Tag. Ein Umstellen auf Folgemilch ist überflüssig. Die von manchen Müttern im 2. Lebenshalbjahr bevorzugte „klassische" Milchflasche mit Vollmilch und Zusatz von Kohlenhydraten, z. B. Haferflocken oder Grieß, entspricht nicht mehr dem wissenschaftlichen Kenntnisstand, da sie z. B. zuviel Eiweiß und zuwenig Vitamine und Spurenelemente enthält.

Obst ist als Vitaminspender ein wertvoller Bestandteil des Getreide-Obst-Breis. Es eignet sich auch gut als Zwischenmahlzeit für ältere Säuglinge. Obst ist aber keine selbständige Hauptmahlzeit, denn Obst kann in Bezug auf den Nährstoffgehalt keinen der drei Breie im Ernährungsplan ersetzen. Die Gabe von Obst als Nachspeise bei Einführung der Beikost kann dazu führen, daß das Kind sich an den süßlichen Geschmack des Obstes gewöhnt und nicht mehr genügend von dem weniger süß schmeckenden Gemüse-Kartoffel-Fleisch-Brei essen mag.

1.2.4. *10.–12. Monat: Einführung von Familienkost*

Etwa um den 10. Monat hat das Kind meist so viele Zähne, daß es in der Lage ist, festere Nahrung zu kauen. Diese Entwicklung muß gefördert werden. Die breiige Kost des Säuglings sollte ab jetzt langsam in die Familienkost übergehen. Auch wenn ein Kind erst spät Zähne bekommt, kann es neue Lebensmittel kennenlernen, die es im Munde zerdrückt.

1.2.4.1. *Haupt- und Zwischenmahlzeiten*

Etwa ab dem 10. Monat gehen die 4 gleichgroßen Milch- und Breimahlzeiten des 5.–9. Monats in die 3 Haupt- und 2 Zwischenmahlzeiten der Familienkost über. Statt der Milchflasche oder Stillmahlzeit am Morgen kann das Kind jetzt beginnen, Vollmilch (3,5 % Fett, pasteurisiert oder H-Milch) aus der Tasse zu trinken und dazu Brot zu essen. Der Gemüse-Kartoffel-Fleisch-Brei wird nicht mehr püriert, sondern nur noch zerdrückt. Der Vollmilch-Getreide-Brei wird allmählich durch ein Abendessen ersetzt, das hauptsächlich aus Brot, Milch und Obst besteht. Der milchfreie Getreide-Obst-Brei geht nach und nach in 2 Zwischenmahlzeiten über, zu denen Brot oder Getreideflocken und Obst, Obstsaft oder Gemüserohkost verzehrt werden.

1.2.4.2. *Lebensmittelauswahl*

Am Ende des 1. Lebensjahres verträgt das Kind fast alle Lebensmittel. **Vorsicht bei der Lebensmittelauswahl** ist noch geboten bei stark blähenden Lebensmitteln, wie Bohnen, Linsen, getrockneten Erbsen und Kohl, sowie bei sehr kleinen, harten Lebensmitteln, wie Nüssen, die beim Verschlucken leicht in die Luftröhre gelangen können. Auch schwer verdauliche Lebensmittel, z. B. fettes Fleisch, fette Wurst oder in Fett gebackene Lebensmittel, sind für Kleinkinder nicht geeignet. Wenn diese ungeeigneten Lebensmittel weggelassen werden, kann das Kind am normalen Essen der Familie teilnehmen. Die Mahlzeiten des Kindes sollen aber nach Möglichkeit nicht gesalzen und nicht stark gewürzt werden. Das Familienessen sollte immer nur sparsam mit einem jodierten Speisesalz, das zusätzlich einen Fluoridzusatz hat, zubereitet werden. Dies ist nicht nur für das Kind gesund, sondern für die gesamte Familie.

Milchsäurehaltige Produkte bringen gegenüber Milch keine Vorteile. Wenn das Kind gegen Ende des 1. Lebensjahres mehr und mehr am Familienessen teilnimmt, kann aber je nach familiären Gewohnheiten und Geschmack des Kindes ein Teil der täglichen Milchmenge durch Sauermilchprodukte ersetzt werden, z. B. 1/2 – 1 Becher Naturjoghurt mit Frischobst oder 1 Tasse Buttermilch am Tag. Leider haben käufliche Sauermilchprodukte und andere Milchmischprodukte häufig unerwünschte Zusätze von Zucker oder stark gesüßten Fruchtzubereitungen. Die Zutatenliste gibt hierüber Auskunft: je weiter oben die Zutat in der Liste steht, um so größer ist ihr mengenmäßiger Anteil im Produkt.

1.2.4.3. *Getränke*

Mit der Einführung der Beikost nach dem 4.–6. Lebensmonat wird die Nahrung fester. Das kann dazu führen, daß der Säugling öfter Durst hat. Mit dem Übergang auf die Familienkost ab dem 10. Lebensmonat braucht das Kind regelmäßig zusätzliche Flüssigkeit in Form von Getränken. Das Kind sollte jetzt daran gewöhnt werden, möglichst zu jeder Mahlzeit etwas zu trinken.

▶ **Trinkwasser** aus der Leitung ist nach wie vor der gesündeste Durstlöscher. Die deutsche Trinkwasserverordnung garantiert die gesundheitliche Unbedenklichkeit des Leitungswassers. Trinkwasser ist somit in der Regel auch für die Ernährung von Säuglingen und Kleinkindern gut geeignet. Im 1. Lebenshalbjahr sollte das Trinkwasser vorsichtshalber abgekocht werden. Trinkwasser mit Nitratgehalten über 50 mg pro l kommt nur an wenigen Stellen, meist in privaten Brunnen außerhalb des öffentlichen Leitungsnetzes, vor. Nur in solchen Ausnahmefällen sollte für die Zubereitung der Säuglingsmilchnahrung an Stelle von Trinkwasser ein „für die Herstellung von Säuglingsnahrung geeignetes" Mineralwasser (gesetzlich vorgeschriebener Aufdruck auf der Banderole) verwendet werden.

Zum Durstlöschen eignen sich auch stilles bzw. ausgesprudeltes Mineralwasser, ungesüßter Säuglingstee aus Instantpulver oder ungesüßter Kräuter- bzw. Früchtetee, der aus Teebeuteln oder losem Trockentee aufgebrüht wird. Zuckerhaltige Getränke sind zum Durstlöschen nicht geeignet. Aus der aufgedruckten Zutatenliste ist zu entnehmen, ob das Getränk Zucker oder ähnliche „Süßungsmittel" (siehe Abschnitt 1.2.3.2.) enthält.

1.3. *Besondere Hinweise zur Beikost*

1.3.1. *Selbstzubereitete und fertig gekaufte Beikost*

In Deutschland gelten für Lebensmittel, die speziell für Säuglinge und Kleinkinder produziert werden, höhere Qualitätsansprüche als für Lebensmittel des allgemeinen Verzehrs. Die in der Diätverordnung festgelegten, besonders hohen Anforderungen an Säuglingsnahrung können die Hersteller nur durch den Verzicht auf den Einsatz von Pflanzenschutz-, Schädlingsbekämpfungs- und Vorratsschutzmitteln erreichen. Produkte der diätetischen Lebensmittelindustrie sind deshalb in der Regel schadstoffärmer als selbsthergestellte Beikost aus Lebensmitteln des üblichen Verzehrs. Aber auch die Lebensmittel des üblichen Verzehrs werden von der amtlichen Lebensmittelüberwachung kontrolliert. Sie sind ausreichend sicher und unbedenklich für die Zubereitung von Beikost im Haushalt geeignet.

Industrielle Beikostprodukte ermöglichen eine einfache, zeitsparende Herrichtung von Portionen in angemessener Größe. Dagegen sind der zeitliche Aufwand und die sachgerechte Zubereitung der frischen Lebensmittel bei der Selbstzubereitung der Beikost nicht unerheblich.

Bei der Selbstzubereitung der Beikost ist von Vorteil, daß es die Mutter hierbei in der Hand hat, die Anzahl der Zutaten in wünschenswerter Weise zu begrenzen und auf die Zugabe von Salz und Zucker bewußt zu verzichten. Selbsthergestellte Mahlzeiten sind auch ohne spezielle Würzung sehr schmackhaft.

1.3.2. *Tagespläne und Rezepte für den 5.–12. Monat*

In Tabelle 3 ist die Ernährung im 5.–12. Lebensmonat in Form von Tagesplänen für die verschiedenen Altersabschnitte dargestellt. Die Rezepte der Breie beziehen sich auf die Selbstzubereitung der Beikost. Für die Beikost können aber auch industriell hergestellte Fertigprodukte entsprechend dem Alter des Säuglings eingesetzt werden. Die Angaben für die Milchmahlzeiten (Muttermilch oder Säuglingsmilchnahrung) sind unabhängig davon, ob selbstzubereitete oder industriell hergestellte Beikost verwendet wird.

Die in den Tagesplänen angegebene Reihenfolge der Mahlzeiten hat sich praktisch bewährt, kann aber jederzeit den Bedürfnissen des Kindes und dem Tagesablauf der Familie angepaßt werden.

Tabelle 3: Tagespläne und Rezepte für den 5.–12. Lebensmonat

5. Monat

1. Mahlzeit
nach Bedarf: Muttermilch oder Säuglingsmilchnahrung (etwa 200 ml)

2. Mahlzeit:

Gemüse-Kartoffel-Fleisch-Brei	Gemüse-Kartoffel-Brei
(6× pro Woche):	(1× pro Woche):
90 g Karotten (Gläschen)	100 g Karotten (Gläschen)
40 g Kartoffeln	50 g Kartoffeln
30 g Obstsaft** oder Wasser	30 g Obstsaft** oder Wasser
20 g Fleisch	10 g Butter
10 g Fett (3× Butter, 3× Sojaöl pro Woche)	

3. und 4. Mahlzeit
nach Bedarf: Muttermilch oder Säuglingsmilchnahrung (pro Mahlzeit etwa 200 ml)

Tabelle 3: (Fortsetzung)

6. Monat	7.–9. Monat

1. Mahlzeit
nach Bedarf: Muttermilch oder
Säuglingsmilchnahrung (etwa 220 ml)

1. Mahlzeit
nach Bedarf: Muttermilch oder
Säuglingsmilchnahrung (etwa 240 ml)

2. Mahlzeit
Gemüse-Kartoffel-Fleisch-Brei:
90 g Gemüse
40 g Kartoffeln
30 g Obstsaft** oder Wasser
25 g Fleisch (evtl. 1× pro Woche
    1 Eigelb)
10 g Fett (4× Butter, 3× Sojaöl
    pro Woche)

2. Mahlzeit
Gemüse-Kartoffel-Fleisch-Brei:
100 g Gemüse
 50 g Kartoffeln
 30 g Obstsaft** oder Wasser
 30 g Fleisch (evtl. 1× pro Woche
    1 Eigelb)
 10 g Sojaöl

3. Mahlzeit
nach Bedarf: Muttermilch oder
Säuglingsmilchnahrung (etwa 220 ml)

3. Mahlzeit
Getreide-Obst-Brei:
 20 g Vollkorngetreideflocken
 90 g Wasser
100 g Obst der Jahreszeit
  5 g Butter

4. Mahlzeit
Vollmilch-Getreide-Brei:
200 ml Vollmilch, 3,5% Fett
 20 g Vollkorngetreideflocken
 20 g Obstsaft**

4. Mahlzeit
Vollmilch-Getreide-Brei:
200 ml Vollmilch, 3,5% Fett
 20 g Vollkorngetreideflocken
 20 g Obstsaft**

10.–12. Monat

1. Mahlzeit

Brot und Milch (3× pro Woche):	Flaschenmahlzeit (4× pro Woche):
25 g Brot*	etwa 250 ml Säuglingsmilchnahrung
5 g Margarine	
150 ml Vollmilch, 3,5% Fett	

2. Mahlzeit (Zwischenmahlzeit) aus den 5 Vorschlägen abwechselnd auswählen

25 g Brot*	10 g Getreideflocken	25 g Weizenschrotbrötchen*
5 g Margarine	50 g Obst der Jahreszeit	50 g Obst der Jahreszeit
50 g Obstsaft, mind. 1:1	20 g Orangensaft, mind. 1:1	
verdünnt mit Wasser	verdünnt mit Wasser	

10 g Vollkornzwieback oder Vollkornkeks*	10 g Knäckebrot*
50 g Obstsaft, mind. 1:1 verdünnt mit	100 g Obst der Jahreszeit
Wasser	

Tabelle 3: (Fortsetzung)

3. Mahlzeit
Gemüse-Kartoffel-Fleisch-Brei:

100 g Gemüse 60 g Kartoffeln 45 g Obstsaft** oder Wasser 35 g Fleisch (evt. 1× pro Woche 1 Eigelb) 10 g Sojaöl	*Getränke: Zusätzlich werden zu den Mahlzeiten und nach Bedarf auch zwischendurch zuckerfreie Getränke, z. B. Trinkwasser, stilles Mineralwasser, Früchte- oder Kräutertee gegeben.*

4. Mahlzeit (Zwischenmahlzeit) wie 2. Mahlzeit

5. Mahlzeit
Vollmilch-Getreide-Brei (4× pro Woche)
200 ml Vollmilch, 3,5 % Fett
  20 g Getreideflocken
  20 g Obst der Jahreszeit oder Obstsaft**

Brot und Milch (3× pro Woche) *aus den 3 Vorschlägen abwechselnd auswählen*

25 g Milchbrötchen*	25 g Weizenvollkornbrötchen*	25 g Brot*
25 g geriebene Karotten	5 g Frischkäse	5 g Margarine
25 g geriebener Apfel	50 g Obst der Jahreszeit	50 g Obst der Jahreszeit
150 g Vollmilch, 3,5 % Fett	150 g Vollmilch, 3,5 % Fett	150 g Vollmilch, 3,5 % Fett

* etwa 50 % der täglichen Brotmenge als feines Vollkornbrot, z. B. Weizenvollkornbrot
** wird Orangensaft nicht vertragen, kann ein anderer Vitamin C-reicher Saft (mind. 40 mg Vitamin C/100 ml) verwendet werden.

1.3.3. *Praktische Hinweise für die Selbstzubereitung der Beikost*

1.3.3.1. *Gemüse-Kartoffel-Fleisch-Brei*

Lebensmittelauswahl: Als **Gemüse** sollte im 5. Monat nur industriell hergestellter Karottenbrei für Säuglinge verwendet werden, weil diese Produkte einen kontrolliert niedrigen Nitratgehalt haben. Ab dem 6. Monat kann der Brei mit frischem Gemüse gekocht werden. Geeignet sind außer Karotten auch andere nährstoffreiche, gut verträgliche Gemüse wie Fenchel, Kohlrabi, Blumenkohl, Brokkoli, Pastinaken und Spinat. Um die Zufuhr von Nitrat und anderen Schadstoffen möglichst niedrig zu halten, sollte Gemüse der Jahreszeit verwendet und besonders nitratreiches Gemüse, wie Mangold, rote Bete, Bleichsellerie, Radieschen und Rettich, gemieden werden. Gibt es z. B. im Winter kein frisches Gemüse, kann käufliches Tiefkühl-Gemüse (ohne Zusatz von Gewürzen, Sahne und ähnlichen Zutaten) oder selbst eingefrorenes Gemüse eingesetzt werden.

Als **Fleisch** sollten magere Stücke von Rind, Schwein und Geflügel im Wechsel verwendet werden.

Da **Eier** Salmonellen enthalten können, die eine gefährliche Erkrankung beim Säugling auslösen können, dürfen nur frische bzw. gekühlte Eier (siehe Haltbarkeits- und Kühldatum auf der Verpackung) verwendet werden. Nach dem Kauf müssen die Eier im Kühlschrank gelagert werden. Alle Speisen, die Eier enthalten, müssen vor dem Verzehr unbedingt aufgekocht werden.

Die Zugabe von **Fett** zum Brei sollte abwechselnd in Form von Pflanzenöl oder Butter erfolgen. Geeignete Ölsorten sind insbesondere Sojaöl, aber auch Sonnenblumenöl oder Maiskeimöl.

Zubereitung:

1. Das Fleisch wird in wenig Wasser weichgekocht, anschließend kleingeschnitten und püriert. Einfacher ist es, das Fleisch schon vom Metzger durch den Fleischwolf drehen zu lassen. Püriertes Fleisch muß noch am selben Tag in wenig Wasser gar gedünstet werden.
2. Das Gemüse wird kurz unter fließendem Wasser gewaschen und in Stücke geschnitten. Die Kartoffeln werden geschält und ebenfalls kleingeschnitten. Gemüse und Kartoffeln werden zusammen in wenig Wasser oder Brühe (vom Kochen des Fleisches) ohne Salz weich gedünstet. Wenn im 5. Monat Karottenbrei aus dem Gläschen als Gemüse verwendet wird, müssen nur die Kartoffeln gekocht und kurz vor Ende der Garzeit mit dem Karottenbrei vermischt werden.
3. Das gekochte Fleisch wird unter die Gemüse-Kartoffel-Mischung gerührt, der Brei wird nochmals aufgekocht und anschließend wird alles zusammen mit 3 – 5 Eßlöffeln Orangensaft püriert. Wenn Orangensaft nicht vertragen wird, kann statt dessen ein anderer Vitamin C-reicher Saft (mindestens 40 mg Vitamin C pro 100 ml) verwendet werden. Werden Säfte grundsätzlich nicht vertragen, kann auch Wasser zum Pürieren des Breis benutzt werden. Eventuell muß dem Brei, je nachdem wieviel Wasser beim Kochen verdampft ist, noch etwas zusätzliches Wasser zugegeben werden.
4. Wird statt Fleisch 1mal pro Woche 1 Eigelb in den Gemüse-Kartoffel-Brei gerührt, so muß der Brei zur Abtötung eventuell vorhandener Salmonellen vor dem Füttern unbedingt aufgekocht werden, so daß das Eigelb fest wird.
5. Zuletzt wird das Fett in den Gemüse-Kartoffel-Fleisch-Brei gemischt. Der Brei wird nach Möglichkeit mit frischen Kräutern (kein Salz, keine scharfen Gewürze!) abgeschmeckt.

6. Wenn auf Fleisch verzichtet werden soll, z. B. weil die Familie sich laktovegetarisch ernährt, kann ein fleischfreier Gemüse-Kartoffel-Getreide-Brei zubereitet werden, indem das Fleisch durch 10 g Vollkornflocken und 20 g Wasser ersetzt wird. In diesem Fall ist es besonders wichtig, daß beim Pürieren des Breis Vitamin C-reicher Saft verwendet wird, da die Verfügbarkeit von Eisen, die in einer fleischfreien Mahlzeit wesentlich geringer ist als in einer fleischhaltigen Mahlzeit, durch Vitamin C wesentlich verbessert wird (siehe Abschnitt 5.).

Tips für die Erleichterung der Breiherstellung:

Die Selbstzubereitung des Gemüse-Kartoffel-Fleisch-Breis ist aufwendig. Der Arbeitsaufwand kann jedoch verringert werden, indem mehrere Breiportionen auf einmal gekocht werden. Die Gesamtmenge des gekochten und sofort pürierten Breis wird in Tagesportionen aufgeteilt, in Gefrierdosen oder Gläschen, z. B. Karottengläschen vom Beginn der Beikostfütterung, abgefüllt und sofort nach dem Pürieren schockgefroren. Dies ist unerläßlich, um eine Keimvermehrung und einen Verlust von Vitaminen zu vermeiden. Wenn im Haushalt kein Gefriergerät vorhanden ist, kann nur für den nächsten Tag vorgekocht werden. Auch dabei wird die Portion für den nächsten Tag sofort nach dem Kochen in eine sorgfältig gereinigte, verschließbare Plastikdose oder in ein Gläschen abgefüllt und schnell im Kühlschrank abgekühlt.

Gemüse-Kartoffel-Fleisch-Brei mit Spinat darf nicht vorgekocht werden. Spinat ist von Natur aus reich an Nitrat, aus dem durch Bakterien beim Aufwärmen das schädliche Nitrit gebildet werden kann.

Es ist auch möglich, einzelne Komponenten des Gemüse-Kartoffel-Fleisch-Breis vorzukochen und einzufrieren. So kann z. B. ein großes Stück Fleisch gekocht, anschließend püriert und in Eiswürfelbehältern (verschließbar oder in einem Gefrierbeutel verpackt) oder in Einzelportionen in Gefrierbeuteln eingefroren werden. Für die Mahlzeit wird das aufgetaute Fleisch kurz vor Ende der Garzeit unter den frisch gekochten Gemüse-Kartoffel-Brei gerührt.

Die tiefgefrorenen Breiportionen müssen direkt vor dem Füttern und möglichst schnell aufgetaut werden. Dies kann entweder im Wasserbad oder viel schonender in der Mikrowelle geschehen. Vor dem Füttern müssen der Brei unbedingt gut umgerührt und die Temperatur geprüft werden. Dies gilt insbesondere dann, wenn der Brei in der Mikrowelle erwärmt wurde. Einmal aufgewärmte Breiportionen dürfen kein weiteres Mal aufgewärmt werden, da sonst Keimvermehrung und Nährstoffverluste zu groß werden. Es sollte deshalb nur soviel Brei aufgetaut und aufgewärmt werden, wie das Kind erfahrungsgemäß ißt.

1.3.3.2. *Vollmilch-Getreide-Brei*

Lebensmittelauswahl:

Als **Getreide** sollten Flocken, Grieß oder Fertigpulver, z. B. Produkte mit der Bezeichnung „Frischmilchbrei'' auf dem Etikett, möglichst aus Vollkorn und ohne Zuckerzusatz verwendet werden. Die Produkte müssen frei von Milch und Milchbestandteilen sein.

Als **Milch** muß Vollmilch mit 3,5% Fett verwendet werden. Die Unterschiede im Nährstoffgehalt zwischen pasteurisierter Vollmilch (Frischmilch) und H-Vollmilch sind so gering, daß bei Bedarf auch H-Vollmilch für die Zubereitung des Milchbreis in Frage kommt. Rohmilch und Vorzugsmilch sind für Säuglinge aus Vorsichtsgründen nicht geeignet, da sie krankheitsauslösende Keime enthalten können. Wenn dennoch Rohmilch oder Vorzugsmilch verwendet wird, muß diese unbedingt abgekocht werden.

Die Zugabe von reinem **Orangensaft** (kein Fruchtnektar oder Fruchtsaftgetränk!) dient der Versorgung mit Vitamin C und der Verbesserung der Ausnutzung von Eisen aus dem Getreide. Verträgt das Kind Orangensaft nicht, kann anderer Vitamin C-reicher Saft für Säuglinge (mindestens 40 mg Vitamin C pro 100 ml Saft) eingesetzt werden.

Zubereitung:

1. Das Getreide wird in die heiße Milch eingerührt und nach Vorschrift auf der Verpackung aufgekocht. Während des Abkühlens quillt das Getreide und der Brei wird dicker. Instant-Getreideflocken brauchen nur in die warme Milch (frisch geöffnete Flasche bzw. Packung) eingerührt zu werden.
2. Vor dem Füttern wird der Orangensaft unter den Milchbrei gerührt.

1.3.3.3. *Getreide-Obst-Brei*

Lebensmittelauswahl:

Die verwendeten **Getreideflocken** sollten wie beim Vollmilch-Getreide-Brei möglichst aus Vollkorn sein und keine Zusätze von Milch und Zucker haben.

Für den **Obstanteil** des Breis eignet sich am besten frisches Obst der Jahreszeit, z. B. Äpfel, Birnen, Pfirsiche, Nektarinen und Aprikosen. Bananen enthalten viel Zucker und sollten deshalb mit weniger süßem Obst gemischt werden. Geeignet sind auch Obstbreie, die als Gläschenkost für Babys angeboten werden. Auch übliches tiefgekühltes Obst kommt in Frage.

Die verwendeten Obst-Fertigprodukte sollten keine Zuckerzusätze enthalten und möglichst nur aus wenigen üblichen Obstsorten bestehen.

Zubereitung:

1. Die Getreideflocken, z. B. Haferflocken, werden in heißes Wasser eingerührt und aufgekocht. Instantprodukte werden mit warmem Wasser angerührt. Das erforderliche Mengenverhältnis von Getreide und Wasser zur Breiherstellung ergibt sich aus den Angaben des Rezeptes, das auf der Verpackung des Getreides abgedruckt ist. Wenn auf der Verpackung nur ein Rezept mit Milch angegeben ist, kann anstelle der Milch die entsprechende Menge warmes Wasser genommen werden.
2. Obstbrei und Butter werden unter den warmen Wasser-Getreide-Brei gemischt.

1.3.4. *Industriell hergestellte Beikost-Mahlzeiten*

▶ Beim Einsatz der Beikost kommt es darauf an, daß sich die verschiedenen Beikostmahlzeiten zusammen mit dem verbleibenden Milchanteil der Kost wie in einem **Baukastensystem** so gut ergänzen, daß das Kind mit allen Tagesmahlzeiten zusammen alle Nährstoffe bekommt, die es benötigt. Dies ist mit dem dargestellten Ernährungsplan für das 1. Lebensjahr bei Selbstzubereitung der Beikost nach den angegebenen Rezepten leicht möglich. Berechnungen der Nährstoffzufuhr mit der meist komplizierter zusammengesetzten industriell hergestellten Beikost sind dagegen oft schwierig, da die Nährstoffgehaltsangaben auf den Packungen unvollständig sind.

Damit der Säugling auch bei Verwendung industriell hergestellter Beikost bestens versorgt wird, sollte sich die Auswahl der Fertigprodukte an den entsprechenden Breien der Selbstzubereitung orientieren. Die Fertigprodukte sollten zu eben den Zeitpunkten eingesetzt werden, die im Ernährungsplan angegeben sind, unabhängig davon, welcher Einsatzzeitpunkt auf dem jeweiligen Produkt aufgedruckt ist.

In den Tabellen im Anhang (Kap. 6, S. 147) sind die im Handel erhältlichen industriell hergestellten Beikostmahlzeiten für Säuglinge aufgelistet. Die Angaben beziehen sich auf den Stand Ende 1995. Eine Ausnahme bilden die Angaben, die sich auf den Einsatzzeitpunkt „4. Monat" beziehen. Da nach einer in Kürze zu erwartenden EU-Richtlinie Beikost erst nach dem vollendeten 4. Lebensmonat angeboten werden darf, passen die Hersteller ihre Deklarationen, die bisher meist „im 4. Monat" lauteten, dieser Regelung an. Während der Zeit der Umstellung werden sowohl Produkte mit der neuen Deklaration „nach dem 4. Monat" als auch Produkte mit der bisherigen Deklaration im Handel sein. In den Tabellen wurden schon die neuen Angaben aufgeführt.

Als wichtige **Anhaltspunkte für die Auswahl der Produkte** sind in den Tabellen die enthaltenen Zutaten und die Gehalte an Energie und Hauptnährstoffen angegeben. Bei Zusatz von Mineralstoffen und Vitaminen werden diese in den Tabellen ohne Mengenangaben erwähnt. Die genauen Mengen können den Packungsangaben entnommen werden. Worauf es bei der Auswahl der Produkte im einzelnen ankommt, wird in den Abschnitten, in denen die Breie jeweils ausführlich beschrieben sind, besprochen (Gemüse-Kartoffel-Fleisch-Brei: Abschnitt 1.2.3.1.; Vollmilch-Getreide-Brei: Abschnitt 1.2.3.2.; Getreide-Obst-Brei: Abschnitt 1.2.3.3.).

Die **Anordnung der Angaben** in den Tabellen erfolgt nach bestimmten Gesichtspunkten.

Bei jedem aufgeführten Produkt werden die auf der Verpackung aufgedruckte Produktbezeichnung, der Herstellername und der vom Hersteller angegebene Einsatzzeitpunkt aufgeführt. Mit diesen Angaben wird es leichter möglich, das gewünschte Produkt aus der Vielfalt des Angebots in den Verkaufsregalen eindeutig dem Ernährungsplan zuzuordnen.

Die aufgeführten Angaben zu Art und Anzahl der enthaltenen Lebensmittel sind der jeweiligen Zutatenliste entnommen, die sich auf der Verpackung bzw. Banderole des Produkts befindet. Die Lebensmittel sind in den Tabellen in Gruppen eingeteilt, die einen Vergleich mit den Lebensmitteln des Rezeptes für die Selbstzubereitung erleichtern.

▶ In der Zutatenliste auf der Verpackung sind die Zutaten in absteigender Reihenfolge ihres mengenmäßigen Gehaltes im Gesamtprodukt aufgeführt. Das bedeutet, daß um so mehr von einer Zutat enthalten ist, je weiter vorn sie in der Zutatenliste aufgeführt ist. In den Tabellen geben die Ziffern vor jedem Lebensmittel den jeweiligen Rang des Lebensmittels in der Zutatenliste an.

In der Spalte der Anzahl der Lebensmittel ist angegeben, wieviel verschiedenartige Lebensmittel in dem jeweiligen Produkt enthalten sind. Wenn verschiedene Verarbeitungsformen eines Lebensmittels in der Zutatenliste genannt werden, z. B. Weizenmehl und Hartweizengrieß, Magermilchpulver und Vollmilch, Apfelsaft und Apfelmark, werden sie als ein einziges Lebensmittel gezählt. Zusätze von Mineralstoffen und Vitaminen, die ebenfalls als Zutaten in der Zutatenliste aufgeführt werden müssen, werden, ebenso wie Wasser, in der tabellarischen Darstellung der Lebensmittel nicht mitgezählt.

Die Reihenfolge der Produkte in den Tabellen ergibt sich aus der ansteigenden Zahl der im Produkt enthaltenen Lebensmittel. Je einfacher die Rezeptur eines Produktes ist, um so günstiger ist es zumindest aus allergologischer Sicht zu beurteilen und um so weiter vorn steht es in der Tabelle. Produkte mit gleich vielen Lebensmitteln sind alphabetisch nach Hersteller und Produktbezeichnung geordnet.

▶ Es ist allgemein **empfehlenswert, Beikostmahlzeiten mit möglichst einfachen Rezepten zu bevorzugen**, d. h. Produkte, die mit möglichst wenig verschiedenen Zutaten und mit üblichen Lebensmitteln hergestellt wurden.

Zur Erleichterung der Auswahl der Breie aus dem riesigen Verkaufsangebot kann man sich vorab an der tabellarischen Übersicht der Produkte und den angegebenen Hinweisen für die Produktwahl orientieren und die Kaufentscheidung mit Überlegung und Ruhe bereits zu Hause treffen.

2 Ernährung von Kindern, Jugendlichen und Familien: Die Optimierte Mischkost

2.1. Grundlagen der Optimierten Mischkost

2.1.1. Konzept

Die vom Forschungsinstitut für Kinderernährung entwickelte Optimierte Mischkost entspricht dem heutigen Wissen über die richtige Ernährung von Kindern und Jugendlichen. Bei der Entwicklung der Optimierten Mischkost wurden verschiedene **Kriterien** berücksichtigt, die in Abb. 2 aufgeführt sind.

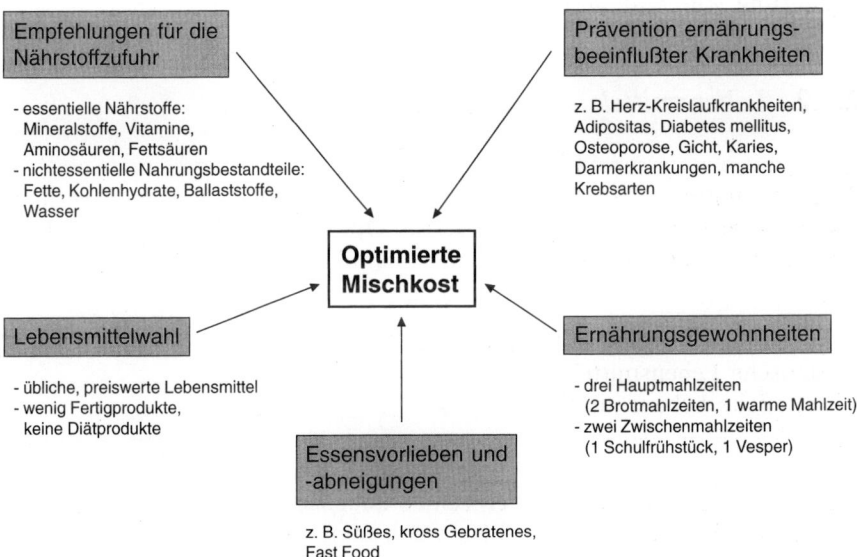

Abb. 2: Kriterien der Optimierten Mischkost

Aus **wissenschaftlicher Sicht** ist wichtig, daß die Optimierte Mischkost den Bedarf an allen Nährstoffen deckt, die Kinder und Jugendliche für Wachstum, Entwicklung und Gesundheit benötigen und zugleich der Prävention dient. Das heißt, die Optimierte Mischkost trägt dazu bei, die sogenannten Zivilisationskrankheiten im Erwachsenenalter, z. B. Herz-Kreislauf-Krankheiten, Übergewicht, Bluthochdruck, Osteoporose, Gicht und manche Krebsarten, zu vermeiden.

Aus **praktischer Sicht** wurden bei der Entwicklung der Optimierten Mischkost die in Deutschland üblichen Ernährungsgewohnheiten, wie Lebensmittelauswahl und Mahlzeitenzusammensetzung, ebenso berücksichtigt wie die Verfügbarkeit und die Kosten der Lebensmittel. Und was ganz wichtig ist: es wurde auch beachtet, was Kinder und Jugendliche gerne essen. Denn Essen soll nicht nur gesund sein, es muß auch schmecken.

▶ Von der Optimierten Mischkost profitiert die ganze **Familie**, denn diese Kost eignet sich für Kleinkinder, Schulkinder und Jugendliche ebenso wie für Erwachsene. Für alle Altersgruppen gelten dieselben Grundregeln für die Lebensmittelauswahl. Auch die Zusammensetzung der Mahlzeiten bleibt für die verschiedenen Altersgruppen gleich. Nur die Mengen der Lebensmittel ändern sich in Abhängigkeit vom Alter. Auch für die Ernährung in Schwangerschaft und Stillzeit ist die Optimierte Mischkost geeignet, wenn einige zusätzliche Anforderungen an die Lebensmittelauswahl beachtet werden. Die Optimierte Mischkost bildet ferner die Grundlage für die Ernährung von behinderten Kindern und Jugendlichen.

2.1.2. *Lebensmittelauswahl und Nährstoffzufuhr*

Lebensmittel unterscheiden sich in ihren Gehalten an Energie und verschiedenen Nährstoffen. Sie müssen deshalb in ausgewogenen Mengenverhältnissen in der Kost enthalten sein. Bei der Optimierten Mischkost muß man sich nur **drei einfache Regeln** für die Auswahl der Lebensmittel merken:

pflanzliche Lebensmittel und Getränke	reichlich
tierische Lebensmittel	mäßig
fettreiche Lebensmittel	sparsam

Tabelle 4 zeigt die Mengen der einzelnen Lebensmittel, die sich für die verschiedenen Altersgruppen ergeben, wenn man diese Regeln beachtet.

In der Optimierten Mischkost werden **empfohlene und geduldete Lebensmittel** unterschieden.

Empfohlen werden Lebensmittel, die im Verhältnis zu ihrem Energiegehalt viele Nährstoffe enthalten. Solche Lebensmittel haben eine hohe Nährstoffdichte. **Geduldet** werden in der Optimierten Mischkost Lebensmittel,

Tabelle 4: Altersgemäße Lebensmittelverzehrsmengen

		Empfohlene Lebensmittel (>80% der Gesamtenergiezufuhr)						
Alter (Jahre)		1	2−3	4−6	7−9	10−12	13−14	15−18
reichlich								
Getränke	ml/Tag	600	700	800	900	1 000	1 200	1 400
Brot, Getreide(-flocken)	g/Tag	80	120	170	200	250	280	300
Kartoffeln, Nudeln, Reis, Getreide	g/Tag	80	100	120	140	180	200	250
Gemüse	g/Tag	100	120	180	200	230	250	300
Obst	g/Tag	100	120	180	200	230	250	300
mäßig								
Milch,* Milchprodukte	ml(g)/Tag	300	330	350	400	420	450	500
Fleisch, Wurst	g/Tag	40	50	60	70	80	90	90
Eier	Stück/ Woche	1−2	1−2	2	2	2−3	3	3
Fisch	g/Woche	50	70	100	150	180	200	200
sparsam								
Margarine, Öl, Butter	g/Tag	10	15	20	25	30	30	35

		Geduldete Lebensmittel (<20% der Gesamtenergiezufuhr)	
Altersgruppe		Kleinkinder, Schulkinder	Jugendliche
z. B.			
Kuchen, Süßigkeiten	g/Tag	<50	<80
Marmelade, Zucker	g/Tag	<10	<20

* 100 ml Milch entsprechen im Kalziumgehalt etwa 15 g Schnittkäse oder 30 g Weichkäse

die im Verhältnis zu ihrem Energiegehalt nur wenig Nährstoffe enthalten, auf die die meisten Kinder und Jugendlichen aber nicht verzichten möchten, z. B. Süßigkeiten und Gebäck.

Mit den Mengen der empfohlenen Lebensmittel (Tabelle 4) wird der Bedarf an wichtigen Nährstoffen gedeckt. Diese Mengen reichen aber in der Regel noch nicht vollständig aus, um auch den Bedarf an Energie zu decken. Was über die empfohlenen Lebensmittel hinaus noch gegessen wird, um genügend Energie aufzunehmen, kann frei gewählt werden. Dabei können auch geringe Mengen der geduldeten Lebensmittel verzehrt werden.

Die Mischung der Lebensmittel in der Optimierten Mischkost führt zu einer **Nährstoffzufuhr**, die den derzeitigen wissenschaftlichen Empfehlungen in jeder Hinsicht gerecht wird.

Der größte Teil der Nahrungsenergie (50–55%) kommt aus Kohlenhydraten, vorwiegend aus Getreide, Kartoffeln und Obst. Fett, das vorwiegend pflanzlicher Herkunft ist, liefert maximal 35% der Nahrungsenergie. Die restlichen 10–15% der Nahrungsenergie stammen aus Eiweiß, das zur einen Hälfte tierischer Herkunft (Milch, Fleisch, Fisch, Eier) und zur anderen Hälfte pflanzlicher Herkunft (Getreide, Kartoffeln, Hülsenfrüchte) ist. Mit einer so zusammengesetzten Kost aus üblichen Lebensmitteln erhalten Kinder und Jugendliche auch genug von allen notwendigen Mineralstoffen, Spurenelementen und Vitaminen. Nährstoffpräparate, z. B. Tabletten oder Getränke, und mit Nährstoffen angereicherte Lebensmittel sind dann überflüssig.

Einseitige Ernährungsformen, z. B. eine vegetarische Ernährung ohne Milch, eine üppige Kost mit viel Fleisch, Wurst und Käse oder eine Ernährung mit überwiegend Süßigkeiten und Backwaren aus ausgemahlenem Mehl, können auf Dauer zu einem Mangel an speziellen Nährstoffen, z. B. Spurenelementen, Vitaminen und Fettsäuren, führen.

2.1.3. *Individueller Nahrungsbedarf*

Tabellenangaben für den Verzehr altersgemäßer Lebensmittelmengen oder für die Zufuhr von Energie und Nährstoffen sind Mittelwerte für die verschiedenen Altersstufen. Solche Angaben sind für einzelne Personen nicht verbindlich, sondern dienen nur als Richtwerte.
Ruhige oder für ihr Alter kleine Kinder brauchen weniger Energie und Nährstoffe und damit auch weniger Lebensmittel als es ihrem altersgemäßen Richtwert entspricht. Lebhafte oder für ihr Alter größere Kinder brauchen von allem mehr. Jungen brauchen meist mehr Energie als Mädchen. Der individuelle Energiebedarf wird wesentlich durch die sportliche Aktivität beeinflußt. Wer viel Sport treibt, muß auch mehr essen. Daher sollte jeder schon als Kind, weitgehend selbst entscheiden dürfen, wieviel er ißt.

Allerdings sollte darauf geachtet werden, daß nicht zu viele nährstoffarme Lebensmittel mit hohem Energiegehalt verzehrt werden, z. B. Süßigkeiten, Chips oder Limonade, da es sonst auf Dauer zu einer (anfangs unbemerkten!) unerwünschten Gewichtszunahme über das normale Wachstum hinaus kommt.

Richtwerte für **Körpergröße und Körpergewicht** im Verlauf der Kindheit zeigt die Tabelle auf der Einbandinnenseite. Auch hierfür gibt es keine streng festgelegten Grenzwerte, sondern Spannen für den Normalbereich.

Zu den normalen Ernährungsgewohnheiten gesunder Kinder gehören große **Schwankungen im Nahrungsverzehr** von Tag zu Tag. Wenn ein Kind gelegentlich schlecht ißt, besteht noch kein Risiko einer unzureichenden Versorgung. Appetitanregende Säfte und Stärkungsmittel sind also überflüssig. Auch wenn gelegentlich deutlich mehr gegessen wird als dem individuellen Bedarf entspricht, führt dies noch nicht zu Übergewicht. Bestehen auffällige Eßgewohnheiten allerdings über mehrere Monate, dann muß der Speiseplan des Kindes mit einem Arzt oder einem Ernährungsberater besprochen werden, um Fehlernährung zu vermeiden.

2.1.4. *Ernährungspsychologische Aspekte*

Das Angebot einer ernährungsphysiologisch richtigen Kost ist nicht die einzige Voraussetzung für eine richtige Ernährung.

Bei Klein- und Schulkindern muß außerdem darauf geachtet werden, daß das Essen **kindgerecht** zubereitet und angerichtet wird. Gerade Kinder essen mit den Augen. Schulbrote werden z. B. lieber gegessen, wenn sie appetitlich hergerichtet und verpackt sind. Eine angenehme ruhige Umgebung, eine freundliche Atmosphäre und vor allem gute Gesellschaft erhöhen die Freude am Essen. Ein Kind sollte nicht allein am Tisch sitzen. Frühstücksmuffel müssen rechtzeitig geweckt werden, damit genügend Zeit für ein ruhiges Frühstück bleibt. Eine Verschnaufpause nach Kindergarten oder Schule kann bei manchen Kindern den Appetit für das Mittagessen erhöhen.

Sensorische Aspekte spielen besonders bei der Ernährung von Kindern und Jugendlichen eine große Rolle. Kinder sollten von vornherein an eine vielseitige Lebensmittelauswahl und an abwechslungsreiche Mahlzeiten gewöhnt werden. Fixierung auf eine einseitige Geschmacksrichtung, z. B. süß, sauer, salzig oder scharf, stumpft das Empfinden für den Originalgeschmack der Lebensmittel ab und kann unbemerkt zu einer monotonen Ernährung führen. Eine einseitige Ernährung ist immer mit einer unausgewogenen Zufuhr von Nährstoffen verbunden. Gewürzt wird mit viel frischen Kräutern anstatt mit Salz. Die natürliche Süße von Frischobst oder Obstsaft kann den Zusatz von Zucker überflüssig machen.

Kinder sollten von klein auf lernen, bei den Mahlzeiten von allen Speisen wenigstens eine kleine Menge zu essen. Sind die Kinder an Lebensmittel und Speisen gewöhnt, essen sie diese meist auch langfristig. Starke Abneigungen des Kindes gegen vereinzelte Lebensmittel oder Speisen sollten kein Anlaß dazu sein, Auseinandersetzungen um das Essen zwischen Eltern und Kind aufkommen zu lassen. Als Kompromiß empfiehlt es sich z. B., daß das Kind nach Absprache mit den Eltern einige wenige bestimmte Speisen langfristig ablehnen darf.

▶ Besonders unter dem Aspekt der Prävention ist es wichtig, mit der **Ernährungserziehung** so früh wie möglich zu beginnen. Richtige Ernährung von Anfang an ist die beste Vorbeugung von Zivilisationskrankheiten, die meist erst im fortgeschrittenen Erwachsenenalter in Erscheinung treten. Deshalb sollten schon Kinder lernen, die Lebensmittel richtig auszuwählen. Von Kindheit an geübte schlechte Gewohnheiten können im Erwachsenenalter meist nur noch schwer abgelegt werden. Kinder und Jugendliche sind dagegen flexibel und lernbereit. Diese Chancen sollten in der Ernährungserziehung genutzt werden. Die größte Bedeutung in der Ernährungserziehung hat das gute Vorbild der Erwachsenen im Umfeld, das es einem Kind selbstverständlich erscheinen läßt, eine gesunde Kost als normale Ernährung zu akzeptieren und langfristig beizubehalten.

2.2. *Lebensmittelgruppen in der Optimierten Mischkost*

2.2.1. *Wasser: das wichtigste Lebensmittel*

▶ Kein Lebensmittel kann der Mensch nur so kurze Zeit entbehren wie Wasser. Während es möglich ist, mehrere Wochen ganz ohne feste Nahrung auszukommen, entsteht unter Umständen schon nach 2 – 4 Tagen Lebensgefahr, wenn keine Flüssigkeit aus Getränken und fester Nahrung aufgenommen werden kann. Schon bloße Verknappung der Wasserzufuhr belastet Nieren und Kreislauf.

Je jünger ein Kind ist, um so empfindlicher reagiert es auf eine unzureichende Flüssigkeitszufuhr. An heißen Tagen, bei Sport und Spiel, kann der Wasserbedarf auf mehr als das Doppelte ansteigen. Am besten ist es, wenn Kinder sich schon früh daran gewöhnen, zu jeder Mahlzeit etwas zu trinken. Auch zwischen den Mahlzeiten sollten immer Getränke zur Verfügung stehen.

Der ideale Durstlöscher ist Wasser. Wasser ist kalorienfrei. **Trinkwasser** (Leitungswasser) ist das am besten kontrollierte Lebensmittel. Seine Qualität wird von den Wasserwerken überwacht. Wird **Mineralwasser** verwendet, dann sind für Kleinkinder kohlensäurefreie („stille") oder kohlensäurearme Mineralwässer besser geeignet als Mineralwässer mit einem hohen Kohlensäuregehalt. Letztere sollten nach dem Öffnen der Flasche aussprudeln. Auch ungesüßte **Kräuter- und Früchtetees**, die aus Teebeuteln oder losen, getrockneten Kräutern zubereitet werden, sind zum Durstlöschen geeignet.

Reine **Fruchtsäfte** enthalten neben wichtigen Vitaminen und Mineralstoffen auch etwa 10% Zucker verschiedener Art, der aus den verwendeten Früchten stammt. Um den Zuckerverzehr zu vermindern, sollten Fruchtsäfte zum Durstlöschen mindestens 1:1 mit Wasser verdünnt werden.

Nicht geeignet zum Durstlöschen sind Fruchtsaftgetränke, Fruchtnektare, Brausen, Colagetränke, Limonaden und Malzbier, denn sie enthalten alle viel zugesetzten Zucker, aber meist keine wichtigen Nährstoffe. Bohnenkaffee, Schwarztee und Colagetränke sind koffeinhaltig und deshalb als stimulierende Genußmittel bei Klein- und Schulkindern abzulehnen.

Mit Nährstoffen, z.B. Vitaminen, angereicherte Getränke oder Getränkepulver sind in der Optimierten Mischkost überflüssig.

2.2.2. *Pflanzliche Lebensmittel*

2.2.2.1. *Brot und Getreide(-flocken): am besten als Vollkorn*

In den Randschichten und im Keimling des Getreidekorns befinden sich Vitamine, Mineralstoffe, Ballaststoffe und wichtige ungesättigte Fettsäuren. Diese Nährstoffe gehen beim Ausmahlen des Getreides zu weißem Mehl (Auszugsmehl), z. B. Weizenmehl Type 405, verloren. Auszugsmehle und Produkte daraus, z. B. Weißbrot, Toastbrot, Brötchen, enthalten deshalb außer Kohlenhydraten (in Form von Stärke) und Eiweiß, die im Mehlkörper des Getreidekorns gespeichert sind, kaum wichtige Nährstoffe. Dagegen liefern Mehl und Flocken aus dem vollen Korn und daraus hergestellte Produkte, z. B. Vollkornbrot oder Vollkornnudeln, auch wertvolle Nährstoffe und Ballaststoffe aus den Randschichten und dem Keimling des Getreidekorns.

▶ Mindestens die Hälfte der täglich gegessenen Getreidemenge sollte deshalb aus Vollkornprodukten bestehen, z. B. Vollkornbrot, Getreideflocken, Naturreis oder Vollkornnudeln. Es spricht dann nichts dagegen, den restlichen Anteil des Getreides in Form von Produkten aus Auszugsmehl zu verzehren.

Die Gewöhnung an die Verwendung von Vollkornmehl, z. B. zum Backen, fällt leichter, wenn anfangs Vollkornmehl und Auszugsmehl etwa 1:1 gemischt oder Mehle mit höherer Typenzahl, z. B. Weizenmehl Type 1050, verwendet werden.

Vollkornbrot gibt es nicht nur in Form von Brotsorten mit hohen Anteilen von grobem Schrot und ganzen Körnern, sondern es kann auch aus feinem Vollkornmehl gebacken worden sein. Vollkornmehl ist ebenso fein gemahlen wie weißes Mehl der Type 405. Der Ausmahlungsgrad (die Type) eines Mehles hat übrigens nichts damit zu tun, wie fein ein Mehl gemahlen wurde, sondern gibt den im Mehl enthaltenen Mineralstoffgehalt in mg pro 100 g an, so enthält z. B. ein Weizenmehl Type 405 in 100 g Mehltrockenmasse 405 mg Mineralstoffe.

Kinder und Jugendliche sollten sich daran gewöhnen, Brot als eigenständiges wertvolles Lebensmittel zu schätzen. Deshalb lautet eine einfache Regel: Brot dick schneiden, aber nur dünn bestreichen und belegen.

2.2.2.2. *Kartoffeln, Nudeln, Reis und Getreide: ein Hauptbestandteil der warmen Mahlzeit*

Kartoffeln sind ein wichtiges Grundnahrungsmittel, das neben Stärke und geringen Mengen an Eiweiß auch reichlich Mineralstoffe (z. B. Magnesium, Kalium und Phosphor), Vitamine (z. B. Vitamin C und Vitamin B_1) sowie Ballaststoffe enthält. Um Nährstoffverluste zu vermeiden, sollten Kartoffeln nach dem Schälen nicht gewässert und nach dem Kochen möglichst nicht lange warm gehalten werden. Frisch gekochte Kartoffeln sind Fertigprodukten vorzuziehen. Püree sollte deshalb aus Kartoffeln (mit Milch) selbst zubereitet werden. Pommes frites, Bratkartoffeln und Kroketten nehmen ebenso wie Chips beim Fritieren bzw. Braten viel Fett auf. Sie sollten deshalb nur selten auf dem Speiseplan stehen.

Reis und Nudeln bestehen wie Kartoffeln vorwiegend aus Stärke. Als Vollkornprodukte enthalten sie noch weitere wichtige Nährstoffe. Weniger bekannte **Getreide**, die sich gut als Bestandteil der warmen Mahlzeit eignen, sind z. B. Hirse, Grünkern und Buchweizen.

In der Optimierten Mischkost bilden Kartoffeln, Nudeln, Reis oder Getreide einen Hauptbestandteil der warmen Mahlzeit. Sie dienen nicht nur, wie bisher üblich, als Beilage zu Fleisch und Gemüse.

2.2.2.3. *Gemüse, Obst und Hülsenfrüchte: gesunde Vielfalt*

Gemüse und Obst liefern vor allem Vitamine, Mineralstoffe und Ballaststoffe. Sie enthalten außerdem sogenannte sekundäre Pflanzeninhaltsstoffe, die z. T. für die Vorbeugung verschiedener Zivilisationskrankheiten vorteilhaft sind. Abwechslung beim Verzehr von Obst und Gemüse und Bevorzugung von einheimischen Produkten zur jeweiligen Erntezeit sichern eine gute Nährstoffversorgung und verhindern am ehesten Belastungen durch Schadstoffe.

▶ Obst sollte immer und Gemüse zum Teil **in roher Form** gegessen werden, z. B. als Salat, als Zwischenmahlzeit oder als Brotbelag. Beim Garen treten unvermeidlich Nährstoffverluste auf. Deshalb sollte Gemüse grundsätzlich so nährwertschonend wie möglich gegart werden. Das heißt, es soll nicht gewässert und nicht zu lange gekocht werden. Am besten ist Dünsten in wenig Wasser. Wenn kein frisches Gemüse zur Verfügung steht, können statt dessen tiefgefrorene Produkte (ohne Zusätze von Rahm, Mehl und ähnlichen Zutaten) verwendet werden. Obst- und Gemüsekonserven in Dosen oder Gläsern werden durch Erhitzen konserviert. Dabei wird ein Teil der Vitamine zerstört. Außerdem ist der Salzgehalt vieler Gemüsekonserven von Nachteil. Gemüse aus Konserven sollte deshalb nicht nachgesalzen werden. Obstkonserven haben meist hohe Zuckerzusätze.

Lehnt ein Kind Gemüse zeitweilig völlig ab, muß auf einen Ausgleich durch ausreichenden Verzehr von Kartoffeln und Obst geachtet werden.

Hülsenfrüchte enthalten vor allem Mineralstoffe, Vitamine und Ballaststoffe sowie Eiweiß, das sich besonders gut mit dem Eiweiß aus Getreide und Fleisch ergänzt. Erbsen, Linsen oder Bohnen sollten deshalb mindestens 1mal in der Woche als Basis für die warme Mahlzeit dienen, z. B. als Eintopf oder Bratling.

2.2.3. *Tierische Lebensmittel*

2.2.3.1. *Milch und Milchprodukte: unentbehrlich für Kinder und Jugendliche*

Mit Milch und Milchprodukten wird sicher gestellt, daß Kinder und Jugendliche genügend Kalzium für den Knochenaufbau erhalten. Weitere wichtige Nährstoffe in Milch sind Eiweiß, Phosphor, Zink und Jod sowie die Vitamine B_2 und B_{12}.

Die im Handel angebotenen Milchsorten unterscheiden sich in ihrem **Erhitzungsgrad**, z. B. pasteurisiert oder ultrahocherhitzt, und in ihrem Fettgehalt, z. B. Vollmilch oder teilentrahmte Milch.

Ultrahocherhitzte Milch (H-Milch) wird stärker erhitzt als pasteurisierte Milch (Frischmilch). Sie ist daher in einer ungeöffneten Packung auch ohne Kühlung länger haltbar. Vom Nährstoffgehalt her unterscheiden sich pasteurisierte und ultrahocherhitzte H-Milch nur geringfügig voneinander.

▶ Säuglingen und Kleinkindern sollte vorsichtshalber keine Rohmilch (Ab-Hof-Milch, Vorzugsmilch) gegeben werden, da auch bei noch so guter Kontrolle eine Gesundheitsgefährdung durch eventuell in der Milch vorhandene Mikroorganismen nicht ausgeschlossen werden kann. Wenn dennoch Rohmilch verwendet wird, muß diese im Haushalt abgekocht werden. Dabei treten aber im Vergleich zur molkereimäßigen Pasteurisierung oder Ultrahocherhitzung wesentlich höhere Vitaminverluste auf.

Die Wahl der **Fettgehaltsstufe** der Milch sollte immer im Zusammenhang mit der Gesamternährung gesehen werden. Trinkt ein Kind aus Geschmacksgründen lieber die fettreichere Vollmilch mit 3,5% Fett, muß bei anderen versteckten Fetten, z. B. in Fleisch, Wurst und Käse, gespart werden. Wenn teilentrahmte Milch mit 1,5% Fett getrunken wird, darf auch fettreichere Wurst, z. B. Salami, Streichwurst oder Bratwurst, gegessen werden. Erfahrungsgemäß akzeptieren Kinder und Jugendliche auch teilentrahmte Milch ohne Probleme, wenn diese von der ganzen Familie verwendet wird. Entrahmte Milch (Magermilch) enthält nur 0,3% Fett. Diese Milch ist für eine gesunde Ernährung von Kindern und Jugendlichen nicht geeignet, denn ihr Gehalt an den fettlöslichen Vitaminen A und D ist zu gering.

Der Fettgehalt von Käse wird meist in Bezug auf die Trockenmasse (Fett i. Tr.) angegeben. Zur Trockenmasse zählen alle Bestandteile des Käses außer Wasser. Im gesamten Käse ist der Fettgehalt nur etwa halb so hoch wie der Fettgehalt in der Trockenmasse, z. B. enthält Gouda mit 40% Fett i. Tr. etwa 20% Fett im gesamten Käse.

Milchdesserts, wie fertig gekaufter Fruchtjoghurt, Fruchtquark und Pudding, haben ebenso wie fertige Kakao- und Milchmischgetränke meist hohe Zuckerzusätze. Deshalb sollten Naturjoghurt oder Naturdickmilch (ohne Zucker- und Fruchtzusätze) eingekauft und mit frischem Obst gemischt werden oder es sollte fertig gekaufter Fruchtjoghurt mit Naturjoghurt 1:1 vermischt werden. Schmackhafter Pudding kann im Haushalt aus Milch und wenig Zucker selbst gekocht werden.

Wenn Kinder und Jugendliche nur **unzureichende Mengen Milch** trinken oder Milch völlig ablehnen, kann es zu einer Unterversorgung mit Kalzium kommen. Damit die Kalziumlücke in der Nahrung geschlossen wird, sollte auf einen ausreichenden Verzehr von Sauermilchprodukten oder Käse geachtet werden. Sauermilchprodukte, wie Joghurt, Dickmilch und Buttermilch, enthalten ebensoviel Kalzium wie Milch. 1 Scheibe Schnittkäse (etwa 30 g), z. B. Gouda oder Edamer, oder die doppelte Menge Weichkäse, z. B. Camembert oder Brie, können in Bezug auf den Kalziumgehalt 1 Glas Milch (200 g) ersetzen. Nachteilig ist der hohe Gehalt an Salz und Fett im Käse. Trinkmilch, Milchprodukte oder Käse können auch in anderen Speisen, z. B. in Aufläufen, Suppen, Soßen oder Desserts, „versteckt" werden, wenn Milch „pur" von den Kindern und Jugendlichen nicht akzeptiert wird.

2.2.3.2. *Fleisch, Wurst und Eier: nur in mäßigen Mengen*

Fleisch enthält als wichtige Nährstoffe gut ausnutzbares Eisen und Zink sowie hochwertiges Eiweiß und Vitamin B_{12}. Das Eisen in Fleisch ist wesentlich besser für den Körper verfügbar als das Eisen in pflanzlichen Lebensmitteln, wie Getreide und Gemüse.

Fleisch sollte mager sein. Am besten wird im Wechsel mageres Schweine-, Rind- und Geflügelfleisch gegessen. Schweinefleisch enthält viel Vitamin B_1, Rindfleisch viel Zink. Fleisch darf nicht stark angebraten werden, da die dabei entstehenden Röstprodukte in größeren Mengen ungesund sind.

Man sollte sich daran gewöhnen, an manchen Tagen auf Fleisch zu verzichten. Ein guter **Ersatz für Fleisch** sind Getreidegerichte mit Gemüse oder Obst. Die Mischung aus eisenreichem Vollkorngetreide und Vitamin C-haltigem Gemüse, Obst oder Fruchtsaft verbessert die schlechte Ausnutzung des Eisens aus den pflanzlichen Lebensmitteln (siehe Abschnitt 5).

Wird **Leber** gern gegessen, sollte Schweineleber gewählt werden, da sie besonders reich an Eisen ist. Wegen der allgemeinen Schadstoffbelastung von Innereien und wegen der teilweise stark überhöhten Vitamin A-Gehalte in Leber (aufgrund von Futterzusätzen) sollte aber auch Schweineleber nicht häufiger als etwa alle 14 Tage auf den Tisch kommen.

Wurst und Fleischwaren mit einem hohen Anteil an versteckten Fetten sollten höchstens ab und zu gegessen werden. Besser ist die Wahl von mageren Wurstsorten (siehe Tabelle 5).

Tabelle 5: Fettgehalt in Wurst und Fleischwaren
(nach: Honikel KO (1994), Ern-Umsch 41: B1 – B4; Anonymus (1994), Ern-Umsch 41: 279)

weniger als 10 % Fett Aspik-Aufschnitt, Corned Beef, Roastbeef, Schinken (ohne Fettrand, gekocht oder roh)	**20 – 30% Fett** Blutwurst, Bratwurst, Brühwürstchen, Leberwurst
10 – 20% Fett Frischwurstaufschnitt (z. B. Geflügelwurst, Bierschinken, Jagdwurst), Kasseler-Aufschnitt, Schweinebraten	**30 – 40% Fett** Dauerwurst (z. B. Salami, Cervelatwurst), Streichwurst (z. B. Teewurst)

Eier sind reich an Vitaminen und Mineralstoffen. Eigelb enthält aber gleichzeitig sehr viel Cholesterin, was bei manchen Menschen die Blutfette erhöhen kann. Pro Woche sollten je nach Alter des Kindes höchstens 1 – 3 Eier gegessen werden (siehe Tabelle 4).

2.2.3.3. *Seefisch: neben Jodsalz die wichtigste Jodquelle*

Mangel an Jod führt zu einer Schilddrüsenvergrößerung und im schlimmsten Fall zu einem Kropf.

Seefisch, vor allem Seelachs, Kabeljau, Schellfisch und Scholle, ist die bedeutendste natürliche Nahrungsquelle für Jod. Da in anderen Lebensmitteln sehr wenig Jod vorhanden ist, sollte 1mal pro Woche Seefisch gegessen werden. Wenn Kinder oder Jugendliche industriell hergestellte Fischstäbchen bevorzugen, sollten diese im Haushalt nicht in Fett gebraten, sondern im Backofen auf einem Backblech gebacken werden. So wird verhindert, daß die schon vorgebratene fetthaltige Panade noch mehr Fett aufnimmt.

▶ **Jodiertes Speisesalz** ist neben Seefisch die wichtigste Jodquelle. Inzwischen gibt es Speisesalz, das neben Jod auch Fluorid zur Kariesvorbeugung enthält. Jodiertes Speisesalz muß mindestens 0,02 mg Jod pro g Salz enthalten (Zutatenliste lesen!). Dieses Salz sollte im Haushalt ausschließlich, aber stets sparsam verwendet werden. Auch in der Lebensmittelherstellung kann Jodsalz eingesetzt werden. Beim Bäcker bzw. Metzger sollte stets nach Produkten mit jodiertem Speisesalz gefragt werden. Bei abgepackten Lebensmitteln, die Jodsalz enthalten, ist dieses in der Zutatenliste aufgeführt.

2.2.4. *Fettreiche Lebensmittel*

Kinder, Jugendliche und Erwachsene verzehren heute etwa 40% der Nahrungsenergie als Fett. Etwa die Hälfte des Nahrungsfettes sind **gesättigte Fettsäuren**. Gesättigte Fettsäuren können im Gegensatz zu ungesättigten Fettsäuren den Fett- und Cholesterinspiegel im Blut erhöhen. Da ein langjähriger hoher Fettverzehr mit hohem Anteil von gesättigten Fettsäuren ungesund ist, sollte der Fettverzehr auf 35 % der Nahrungsenergie oder weniger gesenkt werden, indem weniger gesättigte Fettsäuren verzehrt werden. Das bedeutet, daß bei Streich- und Zubereitungsfetten und bei ,,versteckten'' Fetten aus fettreichen Lebensmitteln gespart werden muß.

▶ Die Fettzufuhr sollte hauptsächlich in Form von Pflanzenfetten erfolgen. Diese bestehen zu einem großen Teil aus wertvollen **ungesättigten Fettsäuren**, z. B. Linolsäure und Ölsäure, und enthalten auch fettlösliche Vitamine.

Eine Ausnahme bildet Kokosfett, das überwiegend aus gesättigten Fettsäuren besteht.

Für die Zubereitung von Speisen sollten möglichst **Speiseöle** verwendet werden. Empfehlenswert sind besonders Sojaöl, Sonnenblumenöl, Maiskeimöl und Olivenöl. Sojaöl hat den Vorteil, daß es die mehrfach ungesättigten Fettsäuren in wünschenswerten Mengenverhältnissen enthält. Allerdings ist der Gehalt an Vitamin E, das den Körper vor unerwünschten Oxidationsvorgängen schützt, in Sonnenblumenöl sehr hoch, in Sojaöl dagegen niedrig.

Als Streichfett sollte **Margarine** bevorzugt werden. Bei der Auswahl der Margarine kommt es darauf an, daß es sich um ,,Pflanzenmargarine" handelt, da diese zu 97% aus pflanzlichen Fetten gewonnen wird. Die Margarine sollte vitaminiert sein, d. h. der Margarine sollten Vitamin A und Vitamin D zugesetzt sein (siehe Zutatenliste). Günstig ist Sonnenblumenmargarine, da sie aus Sonnenblumenöl mit hohem Gehalt an Vitamin E hergestellt wird und deshalb eine gute Ergänzung zum Vitamin E-ärmeren Sojaöl darstellt.

Bei der Härtung von Fetten zur Margarineherstellung können sogenannte **trans-Fettsäuren** entstehen, die ähnlich ungünstig auf die Blutfette wirken wie gesättigte Fettsäuren. Ein hoher Verzehr von trans-Fettsäuren sollte deshalb vermieden werden. Wenn man sicher sein will, eine Margarinesorte zu wählen, die praktisch frei ist von trans-Fettsäuren und außerdem nur wenig gesättigte Fettsäuren enthält, muß man die teure Diätmargarine verwenden. Ein wirkungsvoller Schritt zur Verminderung der Zufuhr von trans-Fettsäuren ist es aber in jedem Fall, insgesamt weniger Fett zu verzehren.

Butter hat einen besonders guten Geschmack. Sie enthält aber viel gesättigte Fettsäuren und Cholesterin und wenig unentbehrliche, ungesättigte Fettsäuren. Butter sollte deshalb nur ab und zu verwendet werden.

Viel **versteckte Fette** finden sich insbesondere in fritierten Speisen (häufig mit Kokosfett), vielen Wurst- und Käsesorten, Sahne, Mayonnaisen, zahlreichen Gebäcksorten sowie Nuß-Nougat-Cremes. Fettreiche Lebensmittel sollten nur ab und zu gegessen werden, da sie meist viel gesättigte Fettsäuren enthalten.

2.2.5. *Geduldete Lebensmittel*

Fast alle Kinder und Jugendliche mögen gern Süßes. Wenn dieser Vorliebe aber zu sehr nachgegeben wird, kommt es leicht zu Karies und Übergewicht. Wenn schon im Säuglingsalter nur schwach gesüßt wird, kann eine Fixierung auf süßen Geschmack möglicherweise vermieden werden.

Zucker ist in vielen Lebensmitteln in versteckter Form enthalten, z. B. in Fertigdesserts, Eiscreme, Feingebäck und zahlreichen Getränken. Im Haushalt sollte Zucker immer so sparsam wie ein Gewürz verwendet werden. Honig, brauner Zucker, Sirup, Obst-Dicksaft und ähnliche „alternative" Süßungsmittel bieten keine Vorteile gegenüber üblichem Haushaltszucker.

Süßigkeiten sind für die Zähne besonders schädlich, wenn sie zwischendurch verzehrt werden. Der Verzehr von Süßigkeiten vor den Mahlzeiten verdirbt den Appetit. Deshalb sollten zuckerhaltige Produkte am besten nach den Mahlzeiten als Dessert oder als selbständige Zwischenmahlzeit gegessen werden. Anschließend müssen die Zähne geputzt werden. Klebrige Süßigkeiten, z. B. karamelhaltige Bonbons und Riegel, schädigen die Zähne am stärksten und sollten daher möglichst vermieden werden.

Süßstoffe und Zuckeraustauschstoffe sind als Ersatz von Zucker bei gesunden Kindern und Jugendlichen nicht geeignet. Sie fördern wie Zucker die Vorliebe für Süßes. Besser wäre es, den Zuckerverbrauch nach und nach zu senken. Bei Gewöhnung schmecken auch kleinere Mengen von Zucker ausreichend süß und es kommt bei dem erwünschten verminderten Zuckerverzehr nicht zu einer Beeinträchtigung des Eßvergnügens. Im Gegenteil: oft überdeckt ein Überangebot an Zucker den Eigengeschmack der Lebensmittel und verhindert, daß Kinder und Jugendliche die geschmackliche Vielfalt der Grundnahrungsmittel kennen und schätzen lernen.

2.3. *Mahlzeiten in der Optimierten Mischkost*

2.3.1. *Baukastensystem der Mahlzeiten*

▶ Im Laufe eines Tages werden in der Regel 5 Mahlzeiten eingenommen. Man unterscheidet Haupt- und Zwischenmahlzeiten sowie kalte und warme Mahlzeiten. Jede einzelne Mahlzeit hat in der Optimierten Mischkost eine spezielle Bedeutung für die Versorgung mit Nährstoffen. Die verschiedenen Mahlzeiten eines Tages ergänzen sich gegenseitig wie in einem Baukastensystem zu einer Gesamtzufuhr von Nährstoffen, die dem Bedarf von Kindern und Jugendlichen in jeder Hinsicht gerecht wird. Gemeinsam ist allen Mahlzeiten in der Optimierten Mischkost, daß sie auch ein Getränk enthalten.

Pro Tag sind 2 **kalte Mahlzeiten** vorgesehen. Üblicherweise sind dies das Frühstück und das Abendessen. Wie Abbildung 3 zeigt, sind Brot bzw. Getreideflocken (als Müsli) und Milch die Hauptbestandteile der kalten Mahlzeiten. Dazu kommt Rohkost aus Gemüse und/oder Obst. Margarine oder Butter als Brotaufstrich und magerer Käse oder magerer Wurstaufschnitt in kleinen Mengen runden die Brotmahlzeit ab. Solche kalten Mahlzeiten sind wichtig für die Versorgung mit Kalzium, Vitaminen und Ballaststoffen.

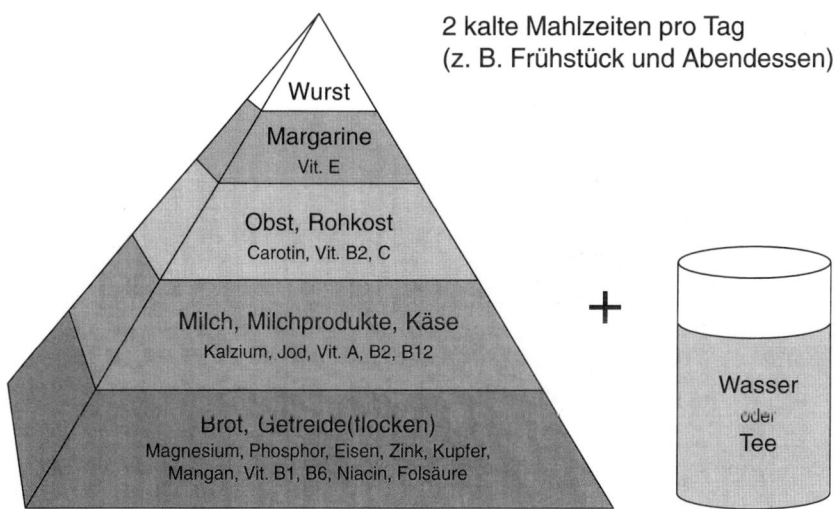

Abb. 3: Lebensmittel und Nährstoffe in den kalten Mahlzeiten

Die **warme Mahlzeit** ist üblicherweise das Mittagessen. Wie Abbildung 4 zeigt, besteht die Hauptkomponente der warmen Mahlzeit in der Optimierten Mischkost aus Kartoffeln oder Vollkornnudeln oder Naturreis. Ein weiterer Hauptbestandteil ist Gemüse (roh bzw. gekocht) oder Salat. Dazu kommt an manchen Tagen eine kleine Fleischbeilage oder Fisch. Solche Mahlzeiten liefern besonders gut ausnutzbares Eisen und Zink aus Fleisch, Jod aus Fisch sowie Mineralstoffe und Vitamine. Einmal in der Woche sollte eine Mahlzeit auf der Basis von Hülsenfrüchten, z. B. als Eintopf oder Bratling, auf dem Speiseplan stehen.

Die beiden **Zwischenmahlzeiten**, die hauptsächlich aus rohem Obst und Gemüse bestehen, sichern die Versorgung mit Vitaminen, z. B. mit Vitamin C, Folsäure und Vitamin A (aus der Vorstufe Carotin). Dazu kann Brot gegessen werden, wie Abbildung 5 zeigt. Wird zu den anderen Mahlzeiten wenig Milch verwendet, kann Milch oder ein Milchprodukt, z. B. Joghurt mit Obst, als Beigabe oder eigenständige Zwischenmahlzeit eingesetzt werden. Es spricht aber auch nichts dagegen, ab und zu Gebäck oder Kuchen als Zwischenmahlzeit zu essen, wenn anschließend die Zähne geputzt werden.

Die Reihenfolge der Mahlzeiten im Laufe des Tages richtet sich nach den familiären Gewohnheiten. Zum Beispiel kann die warme Mahlzeit mittags oder abends eingenommen werden.

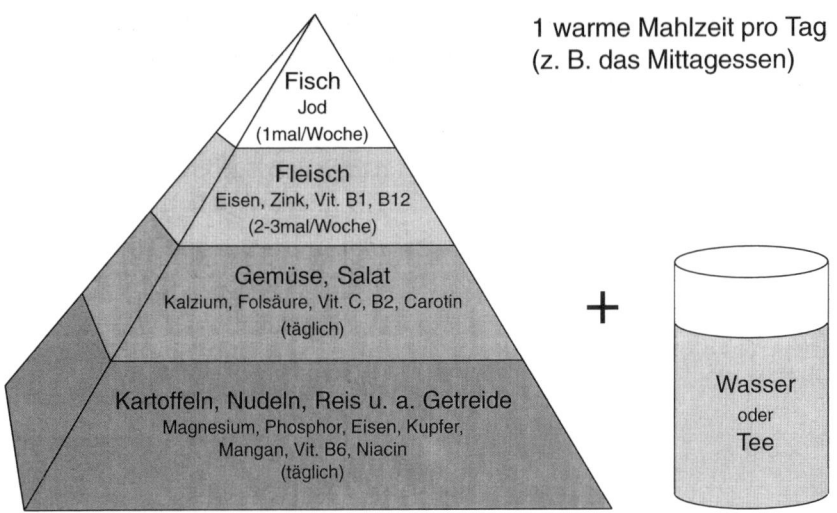

Abb. 4: Lebensmittel und Nährstoffe in der warmen Mahlzeit

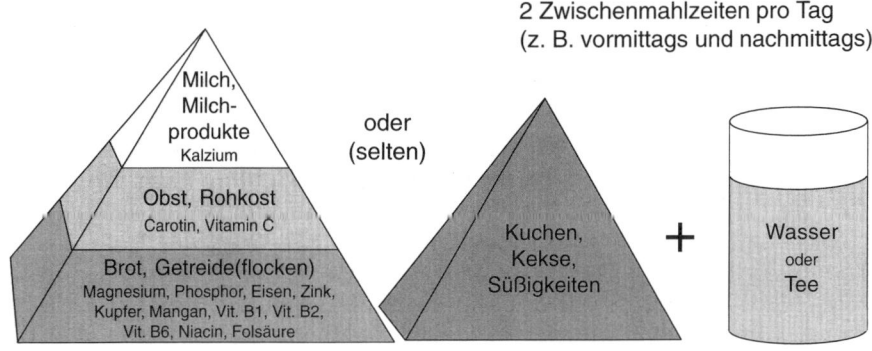

Abb. 5: Lebensmittel und Nährstoffe in den Zwischenmahlzeiten

2.3.2. *Beispielhafte Speisepläne für 7 Tage*

Die Speisepläne in Tabelle 6 (S. 56 ff.) zeigen am Beispiel von 7 Tagen, wie sich in der Praxis die richtige Mischung der Lebensmittel bei den verschiedenen Mahlzeiten zusammenstellen läßt.

Zur Orientierung werden die durchschnittlichen **Verzehrsmengen** der Lebensmittel für 4−6jährige Kinder (1. Spalte) und für 13−14jährige Jugendliche (2. Spalte) angegeben. Die Mengen, die der einzelne benötigt, hängen von seinem persönlichen Energiebedarf ab. Den meisten Kindern und Jugendlichen sagt ihr Hunger- und Sättigungsgefühl, wieviel sie essen müssen. Wenn das Wachstum von Körperlänge und Körpergewicht zufriedenstellend verläuft (siehe Einbandinnenseite), ist das ein Zeichen dafür, daß die richtigen Mengen der Lebensmittel gewählt wurden. Wichtig ist aber, darauf zu achten, daß die in den Speiseplänen angegebenen Mengenverhältnisse, z. B. von Brot zu Belag oder von Kartoffeln und Gemüse zu Fleisch, näherungsweise eingehalten werden.

Bei den angegebenen Sorten von Obst und Gemüse handelt es sich um Vorschläge. Sie können je nach Geschmack und Jahreszeit gegen andere Sorten ausgetauscht werden.

Anhaltswerte für die Gewichte von üblichen Haushaltsmengen der meistgebrauchten Lebensmittel sowie Erläuterungen der in den Speiseplänen benutzten Abkürzungen sind im Einband vorn gedruckt.

2.3.3. *Frühstücks-Zweimaleins*

▶ Das Frühstück hat nicht nur eine besondere Bedeutung für die Versorgung mit Energie und Nährstoffen. Es bietet auch gute Möglichkeiten für die Ernährungserziehung und die Gewöhnung der Kinder an eine angemessene Eßkultur in der Familie und der Gemeinschaft Gleichaltriger, z. B. in Kindergarten und Schule. Das Frühstück wird deshalb im Folgenden ausführlich und hauptsächlich aus praktischer Sicht behandelt.

2.3.3.1. *Zweimal frühstücken ist besser als einmal*

Ein gutes Frühstück, das in Ruhe am gedeckten Frühstückstisch und wenn möglich von der Familie gemeinsam eingenommen wird, ist der beste Start in einen erlebnisreichen Kindertag. Leider zeigte eine vom Forschungsinstitut für Kinderernährung an Schulen im östlichen Ruhrgebiet durchgeführte Untersuchung, daß etwa 25% aller befragten Kinder zu Hause gar nicht frühstücken und weitere 15% der Kinder nur etwas trinken. In der Schule essen 15% der Kinder kein 2. Frühstück und 8% trinken nur etwas.

Kinder benötigen aber den ganzen Tag über gleichmäßig „Nachschub" an Energie und Nährstoffen, weil sie immer „in Aktion" sind. Deshalb ist es wichtig, daß zwischen die Hauptmahlzeiten des Tages noch kleinere Zwischenmahlzeiten eingeschoben werden. Der Stoffwechsel kann dann viel ökonomischer arbeiten. Wenn Kinder in einzelnen großen Schüben essen, ist der Hunger oft bis zur nächsten Mahlzeit so groß geworden, daß über den Bedarf hinaus gegessen wird. Das kann im Laufe der Zeit zu Übergewicht führen. Andererseits liegen sehr große Mahlzeiten meist schwer im Magen. Es ist also auf Dauer weder gut, wenn ein Kind morgens nur sehr

Tabelle 6: Beispielhafte Speisepläne für 7 Tage   1. Tag

1. Frühstück

Cornflakesmüsli

	4–6 Jahre	13–14 Jahre
Cornflakes	50 g	80 g
mit **Apfelwürfeln**	80 g	110 g
und **Trinkmilch**	100 g	150 g
mischen		
Früchtetee	200 g	300 g

2. Frühstück

Käsebrot und Frischkost

	4–6 Jahre	13–14 Jahre
Vollkornbrot	40 g	70 g
mit **Margarine**	5 g	10 g
bestreichen, mit		
Camembert	15 g	20 g
belegen		
Karotte	50 g	70 g
und **Apfel**	50 g	70 g
raspeln und mischen		
Mineralwasser	200 g	300 g

Zwischenmahlzeit

	4–6 Jahre	13–14 Jahre
Kiwi	80 g	100 g
Doppelkeks	30 g	50 g
Orangensaft	100 g	150 g
mit **Mineralwasser**	100 g	150 g
mischen		

Mittagessen

Spaghetti mit Tomatensoße

	4–6 Jahre	13–14 Jahre
Zwiebeln	10 g	15 g
in **Sojaöl**	3 g	5 g
andünsten,		
Tomaten schälen,	100 g	120 g
kleinschneiden		
und mitdünsten,		
Trinkmilch	30 g	45 g
mit **Weizenmehl** verrühren,	3 g	5 g
zu dem Gemüse geben und einmal aufkochen lassen, mit		
Kräutern, Paprika, Pfeffer und wenig **Jodsalz** würzen		
Vollkornspaghetti, gek.	120 g	180 g
Früchtetee	200 g	300 g

Abendessen

Toastbrot mit Tzaziki

	4–6 Jahre	13–14 Jahre
Toastbrot	70 g	110 g
mit **Margarine** bestreichen	15 g	20 g
Magerquark	40 g	50 g
mit **Naturjoghurt**	60 g	80 g
mischen, **Gurke**	30 g	40 g
raspeln und unterrühren,		
mit **Pfeffer, Knoblauch** und **frischen Kräutern** abschmecken		
Apfelsaft	100 g	150 g
mit **Mineralwasser** mischen	100 g	150 g

Tabelle 6: Fortsetzung

2. Tag

1. Frühstück

Honigbrot und Kakao

	4 – 6 Jahre	13 – 14 Jahre
Vollkornbrot	70 g	100 g
mit **Margarine**	10 g	15 g
und **Honig** bestreichen	15 g	25 g
Tomate	50 g	70 g
Trinkmilch	200 g	250 g
mit **Instant-Kakao-pulver** verrühren	10 g	15 g

2. Frühstück

Wurstbrot und Obst

	4 – 6 Jahre	13 – 14 Jahre
Vollkornbrot	40 g	70 g
mit **Margarine** bestreichen	5 g	10 g
und mit **Salami** belegen	15 g	30 g
Orange	80 g	100 g
Mineralwasser	200 g	300 g

Zwischenmahlzeit

Bananenbrötchen

	4 – 6 Jahre	13 – 14 Jahre
Rosinenbrötchen	40 g	70 g
mit **Butter** bestreichen und mit	5 g	10 g
Bananenscheiben belegen	50 g	70 g
Früchtetee	200 g	300 g

Mittagessen

Bauernfrühstück und Salat

	4 – 6 Jahre	13 – 14 Jahre
Zwiebeln	20 g	30 g
und **Schinken (gek.)**	30 g	60 g
in **Sojaöl** anbraten,	10 g	15 g
Kartoffeln (gek.)	120 g	180 g
in Scheiben schneiden, zu Zwiebeln und Schinken geben und braten		
Ei verquirlen,	55 g	55 g
über die Kartoffeln geben und durchbraten lassen, mit **Kräutern, Pfeffer** und wenig **Jodsalz** würzen.		
Blattsalat,	40 g	50 g
Tomaten	30 g	40 g
und **Paprika** putzen,	30 g	40 g
mit einer Marinade aus		
Essig,	5 g	10 g
Sojaöl und **Kräutern**	5 g	10 g
abschmecken		
Mineralwasser	200 g	300 g

Abendessen

Müsli

	4 – 6 Jahre	13 – 14 Jahre
Haferflocken	50 g	80 g
mit **Erdbeeren,**	60 g	90 g
Studentenfutter	10 g	15 g
und **Naturjoghurt** mischen	150 g	250 g
Kräutertee	200 g	300 g

Tabelle 6: Fortsetzung

3. Tag

1. Frühstück

Obstmüsli

	4–6 Jahre	13–14 Jahre
Haferflocken	50 g	80 g
mit **Apfel**	50 g	70 g
und **Trinkmilch**	100 g	150 g
mischen		
Kräutertee	200 g	300 g

2. Frühstück

	4–6 Jahre	13–14 Jahre
Zwieback	20 g	30 g
Orange	50 g	70 g
Kräutertee	200 g	300 g

Zwischenmahlzeit

Früchtepudding

	4–6 Jahre	13–14 Jahre
Aus		
Trinkmilch,	150 g	200 g
Puddingpulver	10 g	15 g
und **Zucker**	5 g	8 g
einen Pudding kochen,		
Birne	30 g	50 g
würfeln und unterrühren		
Kräutertee	200 g	300 g

Mittagessen

Getreide-Gemüse-Pfanne

	4–6 Jahre	13–14 Jahre
Hirse	60 g	100 g
in **Wasser**	100 g	170 g
kochen, **Porree**	40 g	60 g
und **Karotten** putzen,	40 g	60 g
in Würfel schneiden, in		
Sojaöl 10 min. dünsten,	10 g	15 g
das Gemüse mit der Hirse mischen und mit **Kräutern, Curry,**		
Pfeffer und wenig **Jodsalz** würzen		
Kräutertee	200 g	300 g

Abendessen

Käsebrot und Kohlrabi-Frischkost

	4–6 Jahre	13–14 Jahre
Vollkornbrot	70 g	110 g
mit **Margarine**	10 g	15 g
bestreichen, mit		
Schnittkäse belegen	15 g	25 g
Kohlrabi raspeln,	80 g	110 g
Radieschen	30 g	40 g
in Scheiben schneiden,		
Haselnüsse (geh.)	10 g	15 g
untermischen, mit		
Zitronensaft beträufeln	5 g	10 g
Früchtetee	200 g	300 g

Tabelle 6: Fortsetzung

4. Tag

1. Frühstück

Wurstbrot und Bananenjoghurt

	4 – 6 Jahre	13 – 14 Jahre
Vollkornbrot	70 g	110 g
mit **Margarine**	10 g	15 g
bestreichen und mit		
Frischwurstaufschnitt belegen	30 g	45 g
Banane	50 g	70 g
zerdrücken und mit		
Naturjoghurt mischen	100 g	130 g
Malzkaffee	100 g	140 g
mit **Trinkmilch** mischen	50 g	60 g

2. Frühstück

Obstsalat

	4 – 6 Jahre	13 – 14 Jahre
Obst	150 g	180 g
(z. B. Mandarine, Banane, Birne) kleinschneiden und mit		
Haferflocken vermischen	15 g	25 g
Kräutertee	200 g	300 g

Zwischenmahlzeit

	4 – 6 Jahre	13 – 14 Jahre
Fruchtgummi	30 g	50 g
Fruchtsaft	100 g	150 g
mit **Mineralwasser**	100 g	150 g
mischen		

Mittagessen

Pommesfrites, Frikadellen und Salat

	4 – 6 Jahre	13 – 14 Jahre
Backofen-Pommesfrites	120 g	180 g
zubereiten		
Hackfleischteig	80 g	120 g
zu flacher Kugeln formen		
und in **Sojaöl** braten		
Ketchup	10 g	15 g
Paprika	30 g	50 g
und **Tomate** putzen,	50 g	65 g
mit einer Marinade aus	50 g	65 g
Essig,	5 g	10 g
Sojaöl und **frischen Kräutern**	5 g	8 g
abschmecken		
Mineralwasser	200 g	300 g

Abendessen

Gemüsebrot und Fruchtbuttermilch

	4 – 6 Jahre	13 – 14 Jahre
Vollkornbrot	70 g	100 g
mit **Margarine** bestreichen,	10 g	15 g
mit **Tomatenscheiben** belegen	80 g	100 g
und mit		
Paprikawürfeln bestreuen	80 g	100 g
Buttermilch	150 g	200 g
mit **Bananen**	70 g	90 g
und **Zucker** pürieren	5 g	8 g

Tabelle 6: Fortsetzung

5. Tag

1. Frühstück

Marmeladenbrötchen und Obst

	4 – 6 Jahre	13 – 14 Jahre
Vollkornbrötchen	70 g	110 g
mit **Margarine**	10 g	15 g
und **Marmelade** bestreichen	15 g	25 g
Pfirsich	50 g	70 g
Trinkmilch	200 g	250 g

2. Frühstück

Saftmüsli

	4 – 6 Jahre	13 – 14 Jahre
Haferflocken	30 g	50 g
mit **Studentenfutter**	10 g	15 g
und **Orangensaft**	100 g	150 g
mischen		

Zwischenmahlzeit

	4 – 6 Jahre	13 – 14 Jahre
Vollkornschokoladenkekse	20 g	30 g
Naturjoghurt	75 g	100 g
mit **Fruchtjoghurt**	75 g	100 g
mischen		
Mineralwasser	200 g	300 g

Mittagessen

Ananas-Fisch und Spinatreis

	4 – 6 Jahre	13 – 14 Jahre
Seelachsfilet	100 g	200 g
in **Sojaöl** braten,	10 g	15 g
Ananas würfeln	40 g	50 g
und kurz mit dem Fisch dünsten, mit **Curry** und wenig **Jod**salz würzen		
Naturreis (gek.),	120 g	180 g
Blattspinat	100 g	120 g
kleinschneiden, in wenig Wasser dünsten, mit dem Naturreis mischen und mit **Kräutern** und **Pfeffer** würzen		
Früchtetee	200 g	300 g

Abendessen

Wurstbrot und Kohlrabi-Frischkost

	4 – 6 Jahre	13 – 14 Jahre
Mischbrot	70 g	110 g
mit **Leberwurst** bestreichen	20 g	40 g
Kohlrabi	50 g	70 g
und **Birne** raspeln,	50 g	70 g
mit **Zitronensaft** beträufeln	5 g	10 g
Apfelsaft	100 g	150 g
mit **Mineralwasser**	100 g	150 g
mischen		

Tabelle 6: Fortsetzung

6. Tag

1. Frühstück

Kiwibrot

	4–6 Jahre	13–14 Jahre
Vollkornbrot	70 g	110 g
mit **Butter** bestreichen,	10 g	10 g
mit **Kiwischeiben** belegen	80 g	100 g
Trinkmilch	200 g	250 g
mit **Instant-Kakaopulver**	10 g	15 g
mischen		

2. Frühstück

Leberwurstbrot und Karotte

	4–6 Jahre	13–14 Jahre
Vollkornbrot	40 g	70 g
mit **Leberwurst** bestreichen	10 g	30 g
Karotte	60 g	80 g
Orangensaft	100 g	150 g
mit **Mineralwasser**	100 g	150 g
mischen		

Zwischenmahlzeit

	4–6 Jahre	13–14 Jahre
Orange	100 g	140 g
Schokolade	20 g	30 g
Kräutertee	200 g	300 g

Mittagessen

Kartoffel-Blumenkohl-Auflauf

	4–6 Jahre	13–14 Jahre
Rindergehacktes	80 g	120 g
in **Sojaöl** braten,	10 g	15 g
mit **Kartoffeln (gek.)**	120 g	180 g
und **Blumenkohl (gek.)**	80 g	120 g
in eine Auflaufform geben		
Trinkmilch	30 g	50 g
mit **Kartoffelstärke** verrühren	5 g	10 g
und aufkochen, mit **Kräutern, Muskatnuß, Pfeffer** und wenig		
Jodsalz würzen und über den Auflauf gießen		
mit **Schnittkäse (ger.)**	10 g	20 g
überbacken		
Mineralwasser	200 g	300 g

Abendessen

Schnittlauchbrot und Salat

	4–6 Jahre	3–14 Jahre
Mischbrot	70 g	110 g
mit **Margarine** bestreichen,	10 g	15 g
mit **Schnittlauch** bestreuen	10 g	15 g
Paprika und	60 g	80 g
Chinakohl kleinschneiden,	40 g	50 g
Naturjoghurt	80 g	100 g
mit **Essig,**	5 g	10 g
Pfeffer und einem Schuß **Orangensaft** würzen und über den Salat geben		
Mineralwasser	200 g	300 g

Tabelle 6: Fortsetzung

7. Tag

1. Frühstück

Nougattoast

	4 – 6 Jahre	13 – 14 Jahre
Vollkorntoast	70 g	100 g
mit **Nuß-Nougat-Creme** bestreichen	30 g	40 g
Kiwi	100 g	140 g
Malzkaffee	100 g	140 g
mit **Trinkmilch** mischen	50 g	60 g

2. Frühstück

Obstmüsli

	4 – 6 Jahre	13 – 14 Jahre
Banane würfeln, mit	80 g	120 g
Haferflocken	30 g	50 g
und **Naturjoghurt** mischen	90 g	150 g
Mineralwasser	200 g	300 g

Zwischenmahlzeit

	4 – 6 Jahre	13 – 14 Jahre
Obstkuchen	120 g	190 g
Malzkaffee	100 g	140 g
mit **Trinkmilch** mischen	50 g	60 g

Mittagessen

Kartoffeln, Brokkoligemüse und Schweineschnitzel

	4 – 6 Jahre	13 – 14 Jahre
Kartoffeln kochen, mit frischen **Kräutern** bestreuen	120 g	180 g
Brokkoli dämpfen,	80 g	120 g
Schweineschnitzel in **Sojaöl** braten	80 g	120 g
	5 g	10 g
braune Soße (instant oder aus Bratensatz)	30 g	50 g
Speiseeis	60 g	90 g
Orangensaft	100 g	150 g
mit **Mineralwasser** mischen	100 g	150 g

Abendessen

Hawaiitoast

	4 – 6 Jahre	13 – 14 Jahre
Vollkornbrot	70 g	110 g
mit **Schinken (gek.)**	30 g	60 g
belegen, **Ananas**	40 g	60 g
und **Champignons** darauf verteilen und mit	20 g	30 g
Schnittkäse (ger.) überbacken	20 g	30 g
Mineralwasser	200 g	300 g

wenig ißt und mittags das Fehlende nachholt, noch wenn es im Laufe des Morgens so viel ißt, daß es mittags noch satt ist.

Kinder sollten nach dem Aufstehen zu Hause zunächst ein 1. Frühstück und später im Kindergarten oder in der Schule ein 2. Frühstück zu sich nehmen. Das Frühstück ist also ein Frühstücks-Zweimaleins. Das 2. Frühstück sollte nicht zu spät gegeben werden, da sonst der Appetit für das Mittagessen verdorben wird.

Der Appetit am Morgen ist von Kind zu Kind unterschiedlich. Für Kinder, die morgens zu Hause guten Appetit haben und gern frühstücken, sind die Kombinationen des „**Frühstücks-Zweimaleins für Frühstarter**" in Tabelle 7 (S. 66 ff.) gedacht.

Manche Kinder mögen morgens nach dem Aufstehen nur wenig oder noch gar nichts zu essen, auch wenn das Frühstück noch so abwechslungsreich zusammengestellt und ansprechend angerichtet ist. Die Eltern sollten sich hierüber nicht ärgern. Diese Kinder brauchen von Natur aus eine längere Anlaufzeit, bis sie nach dem Schlaf richtig in Schwung kommen. Für solche kleinen und großen Morgenmuffel ist das „**Frühstücks-Zweimaleins für Morgenmuffel**" in Tabelle 8 (S. 70 ff.) gedacht. Bei diesen Kombinationen wird zum 1. Frühstück nur eine Kleinigkeit angeboten und der Hauptanteil des Frühstücks beim 2. Frühstück gegessen.

2.3.3.2. *Brot und Belag: das klassische Frühstück*

In Deutschland versteht man unter dem täglichen Frühstück meist Brot mit Butter oder Margarine und pikantem oder süßem Belag und dazu ein warmes Getränk. Gönnt man sich am Sonntag ein besonderes Frühstück, dann kommen vielleicht noch Brötchen, Croissants, Gebäck, Kuchen und ein Frühstücksei dazu. So ein üppiges Sonntagsfrühstück sollte es aber nicht häufiger als 1mal in der Woche geben. Dagegen kann das klassische Frühstück in entsprechend verbesserter Form einen wichtigen Beitrag zu einer gesunden Ernährung, wie der Optimierten Mischkost, liefern.

In der Optimierten Mischkost besteht das Brotfrühstück hauptsächlich aus Brot und Milch. Dazu gibt es Frischobst oder Gemüserohkost und ein Getränk.

Das **Brot**, am besten Vollkornbrot, wird dick geschnitten und dünn mit Margarine oder ab und zu mit Butter bestrichen. Bei fettreichem Brotbelag oder -aufstrich, wie Wurst oder Käse, sollte am besten auf Streichfett ganz verzichtet werden.

Als **Brotbelag** kommen für alle, die es gern süß mögen, in Maßen Marmelade, Honig, Nuß-Nougat-Creme oder Schokoladenstreusel in Frage. Süß schmeckende Alternativen, die auch üppiger verwendet werden können, sind Scheiben von Bananen oder anderem Obst. Als pikanter Belag sind magere Wurstsorten, z. B. Schinken ohne Fettrand, Frischwurstaufschnitt oder Corned Beef, und Käsesorten mit einem Fettgehalt von höchstens 45 % in der Trockenmasse (Fett i. Tr.) geeignet. Die Kinder sollten daran gewöhnt werden, das Margarine- oder Butterbrot zur Abwechslung mit frischen Kräutern, wie Petersilie, Schnittlauch oder Kresse, oder mit Sonnenblumenkernen, Sesamsamen oder gehackten Nüssen zu bestreuen oder mit Rohkost in Scheiben oder Salatblättern zu belegen. Besonders getoastetes Brot schmeckt auch dann gut, wenn es nur dünn mit Margarine oder Butter bestrichen ist. Zum Toasten eignen sich fast alle Brotsorten, nicht nur spezielles Toastbrot.

Etwa die Hälfte der empfohlenen Tagesmenge von **Milch** sollte zum Frühstück verzehrt werden. Deshalb gehört zu einem ausgewogenen Frühstück Milch in Form von Trinkmilch oder ein Milchprodukt, wie Joghurt, Dickmilch oder Buttermilch. Am besten sollten Milch und Milchprodukte mit einem Fettgehalt von 1,5 % verwendet werden. Wenn ein Kind lieber Vollmilch mit 3,5 % Fett und Milchprodukte aus Vollmilch mag, sollte bei anderen Lebensmitteln mit versteckten Fetten, z. B. Wurst, Käse und Schokolade, gespart werden.

2.3.3.3. *Müsli: das kernige Frühstück*

▶ Ein Müsli aus Getreide, Milch und Obst liefert viele wichtige Nährstoffe, z. B. Mineralstoffe und Vitamine. Da ein solches Müsli außerdem viel Kohlenhydrate in Form von Stärke und viel Ballaststoffe, aber wenig Fett und wenig Zucker enthält, sollte es als gesunde Mahlzeit so oft wie möglich auf den Frühstückstisch kommen.

Grundlage des Müslis ist **Vollkorngetreide.** Das bekannteste Müsligetreide ist Hafer in Form von Haferflocken. In vielen Geschäften gibt es auch Vollkornflocken von anderen Getreidearten, wie Weizen, Gerste und Hirse. Aus Vollkornflocken kann mit Nüssen, Kokosraspeln, Sonnenblumenkernen, Kürbiskernen und Trockenobst nach Geschmack ein Grundmüsli gemischt werden. Nüsse, Samen und Trockenobst sind reich an Energie (Kalorien). Sie sollten deshalb nur eine Beigabe zur Abrundung des Geschmacks, aber kein Hauptbestandteil des Müslis sein. Wer Abwechslung liebt, kann jeden Morgen ein anderes Müsli mischen. Ist die Selbstherstellung des Grundmüslis zu aufwendig, kann auch eine fertige Müslimischung verwendet werden. Beim Einkauf sollte darauf geachtet werden, daß die Müslimischungen und Getreideflocken keinen Zusatz von Zucker oder Honig und am besten auch keine Schokolade enthalten. Auskunft gibt die Zutatenliste auf der Packung.

Müsli kann auch aus frisch geschrotetem Getreide, das im Kühlschrank über Nacht in Wasser oder Joghurt eingeweicht wurde, zubereitet werden. Vom Gesichtspunkt des Nährstoffgehaltes bieten diese sogenannten Frischkornbreie aber keinen Vorteil gegenüber Müsli aus Getreideflocken.

Beim Anrichten des Müslis wird **Frischobst** zu der Müslimischung gegeben. Anstelle von kleingeschnittenem Obst kann auch reiner Fruchtsaft, z. B. Orangensaft, verwendet werden. Wer gern etwas Neues ausprobiert, kann statt Obst auch geraspeltes Gemüse, z. B. Möhren, Kohlrabi, Radieschen, oder eine Gemüse-Obst-Mischung verwenden.

Mit **Milch** oder einem Milchprodukt, wie Joghurt, Dickmilch oder Buttermilch, wird das Müsli vervollständigt.

Soll das Müsli in die Schule oder in den Kindergarten mitgenommen werden, wird die Getreide-Obst-Mischung in eine Plastikdose und die flüssige Müslizutat, wie Milch oder Joghurt, in eine weitere Dose oder ein Glas mit Schraubverschluß gefüllt. Das fertige Müsli wird erst an Ort und Stelle gemischt.

2.3.3.4. *Weitere Hinweise*

Aus Gründen der Nährstoffversorgung spricht nichts dagegen, beim Frühstücks-Zweimaleins die angegebene Reihenfolge von 1. und 2. Frühstück zu tauschen. Dabei muß aber die **Zahnhygiene** beachtet werden. Zur Vorbeugung gegen Karies sollten Zucker und zuckerhaltige Lebensmittel, z. B. Honig, Marmelade, Nuß-Nougat-Creme, aber auch Bananen, nur dann gegessen werden, wenn anschließend die Zähne geputzt werden können. Dies ist zu Hause leichter möglich als in der Schule oder im Kindergarten. Bei den Frühstückskombinationen in den Tabellen 7 (S. 66 ff.) und 8 (S. 70 ff.) ist das 2. Frühstück besonders zahngesund zusammengestellt.

Zucker schadet um so mehr, je länger er mit den Zähnen in Berührung kommt. Auch Bananen sind süß und haften an den Zähnen. Besonders gefährlich sind klebrige Süßigkeiten, wie Karamelbonbons und Riegel, die zwischendurch genascht werden. Deshalb kommen sie weder im 1. noch im 2. Frühstück vor.

▶ Zum Frühstück sollte möglichst immer auch ein **Getränk** gegeben werden. Da Getränke zum Durstlöschen dienen, sollten sie kalorienfrei oder zumindest kalorienarm sein. Empfehlenswert sind besonders Trinkwasser, Mineralwasser, ungesüßter Kräuter- oder Früchtetee und Malzkaffee. Fruchtsaft enthält natürlicherweise Zucker. Er sollte deshalb zum Durstlöschen mindestens 1 : 1 mit Wasser verdünnt werden.

Fruchtsaftgetränke, Fruchtnektare und Limonaden enthalten Zuckerzusätze. Sie sind nicht als Getränke, sondern als Süßigkeiten zu werten. Milch

Tabelle 7: Das Frühstücks-Zweimaleins für Frühstarter

Anhaltswerte für die Gewichte von üblichen Haushaltsmengen sowie Erläuterungen der Abkürzungen finden sich in Tabellen auf der Einbandinnenseite.

Vorschlag 1

1. Frühstück: *Apfelsinenmüsli*

4 – 6 Jahre	13 – 14 Jahre	
1/2	1	Apfelsine
1 1/2 TL	3 TL	gehackte Haselnüsse
5 EL	8 EL	Haferflocken
6 EL	10 EL	Milch

Die Apfelsine in Stücke schneiden und mit den Haselnüssen und Haferflocken mischen. Zum Schluß die Milch darübergießen.

2. Frühstück: *Tomatenbrot*

1 Sch.	1 1/2 Sch.	Vollkornbrot
1 EL	1 1/2 EL	Frischkäse
1 kl.	1 mittelgr.	Tomate

Das Vollkornbrot mit Frischkäse bestreichen und halbieren. Eine Hälfte mit Tomatenscheiben belegen und mit der anderen Brothälfte zusammenklappen.

Vorschlag 2

1. Frühstück: *Birnenmüsli*

4 – 6 Jahre	13 – 14 Jahre	
1/2	1	Birne
5 EL	8 EL	Haferflocken
3 EL	5 EL	Milch
6 EL	10 EL	Fruchtsaft

Die Birne kleinschneiden und mit den Haferflocken vermischen. Milch und Fruchtsaft darübergießen.

2. Frühstück: *Radieschenbrot*

1 Sch.	1 1/2 Sch.	Mehrkornbrot
1/2 TL	1 TL	Margarine
1/2 Sch.	3/4 Sch.	Schnittkäse
5	7	Radieschen

Das Brot mit Margarine bestreichen und halbieren. Eine Hälfte mit Käse belegen, Radieschen in Scheiben schneiden, auf dem Käse verteilen und mit der anderen Brothälfte zusammenklappen.

Tabelle 7: Fortsetzung

Vorschlag 3

1. Frühstück: *Knuspermüsli*

4 – 6 Jahre	13 – 14 Jahre	
4 EL	6 EL	Haferflocken
2 1/2 EL	5 EL	Cornflakes
1/2	3/4	Banane
1 TL	2 TL	Kokosraspeln
1 TL	2 TL	Sonnenblumenkerne
1/2 Becher	1 Becher	Naturjoghurt

Haferflocken und Cornflakes mischen. Banane in Scheiben schneiden und mit Kokosraspeln, Sonnenblumenkernen und Joghurt unter die Haferflocken-Cornflakes-Mischung rühren.

2. Frühstück: *Wurstbrot*

1 Sch.	1 1/2 Sch.	Vollkornbrot
1 TL	1 1/2 TL	Leberwurst
5	8	Gurkenscheiben

Das Vollkornbrot mit der Leberwurst bestreichen und halbieren. Eine Hälfte mit den Gurkenscheiben belegen. Mit der anderen Brothälfte zusammenklappen.

Vorschlag 4

1. Frühstück: *Toast mit Obst*

4 – 6 Jahre	13 – 14 Jahre	
2 Sch.	3 Sch.	Vollkorntoast
1 TL	1 1/2 TL	Margarine
1 TL	1 1/2 TL	Marmelade
1/2	1	Apfel
1 kl. Tasse	1 gr. Tasse	Milch

Toast mit Margarine bestreichen. Die Hälfte zusätzlich mit Marmelade, die andere Hälfte mit Apfelscheiben belegen. Dazu die Milch trinken.

2. Frühstück: *Saftmüsli*

1/2	1	Apfel
1/2	1	Pfirsich
4 EL	8 EL	Orangensaft
3 EL	6 EL	Haferflocken

Apfel und Pfirsich in kleine Stücke schneiden und mit dem Orangensaft vermischen. Kurz vor dem Essen die Haferflocken dazugeben.

Tabelle 7: Fortsetzung

Vorschlag 5

1. Frühstück: *Brot mit Nuß-Nougat-Creme*

4–6 Jahre	13–14 Jahre	
1 1/2 Sch.	2 Sch.	Vollkornbrot
1 1/2 EL	2 EL	Nuß-Nougat-Creme
1 TL	1 1/2 TL	Kokosraspeln
1/2	1	Pfirsich
3 EL	5 EL	Naturjoghurt

Das Vollkornbrot mit Nuß-Nougat-Creme bestreichen und mit den Kokosraspeln bestreuen. Pfirsich kleinschneiden und mit dem Joghurt vermischen.

2. Frühstück: *Bugs-Bunny-Müsli*

4–6 Jahre	13–14 Jahre	
1 kl.	1 mittelgr.	Karotte
1/2	1	Apfel
3 EL	6 EL	Haferflocken
1 TL	2 TL	Sonnenblumenkerne
5 EL	9 EL	Naturjoghurt

Karotte und Apfel kleinschneiden oder grob raspeln. Mit den Haferflocken und Sonnenblumenkernen mischen. Kurz vor dem Essen den Joghurt unterziehen.

Vorschlag 6

1. Frühstück: *Nußmüsli*

4–6 Jahre	13–14 Jahre	
5 EL	8 EL	Haferflocken
1 TL	2 TL	gehackte Haselnüsse
1 TL	2 TL	Sonnenblumenkerne
1/2	1	Apfel
6 EL	10 EL	Milch

Haferflocken, Haselnüsse, Sonnenblumenkerne und kleingeschnittenen Apfel vermischen und die Milch darübergießen.

2. Frühstück: *Fruchtjoghurt mit Zwieback*

4–6 Jahre	13–14 Jahre	
4 EL	5 EL	Naturjoghurt
4 EL	5 EL	Fruchtjoghurt
2 Stck.	3 Stck.	Vollkornzwieback

Natur- und Fruchtjoghurt verrühren und den Zwieback einbröseln.

Tabelle 7: Fortsetzung

Vorschlag 7

1. Frühstück: *Schinkenbrötchen mit Frucht-Mixrnilch*

4 – 6 Jahre	13 – 14 Jahre	
1 1/2	2	Brötchen
3/4 TL	1 TL	Margarine
1/2 Sch.	3/4 Sch.	gekochter Schinken
3 EL	5 EL	Obst z. B. Kirschen
1 TL	1 1/2 TL	Zucker
1 kl. Tasse	1 gr. Tasse	Buttermilch

Brötchen aufschneiden. Ein Brötchen mit Margarine bestreichen und zusammenklappen. Das zweite Brötchen mit gekochtem Schinken belegen.
Kirschen, Zucker und Buttermilch mit dem Mixer verrühren.

2. Frühstück: *Apfelbrot*

1 Sch.	1 1/2 Sch.	Vollkornbrot
1/2 TL	1 TL	Butter
1/2	1	Apfel

Brot mit Butter bestreichen, halbieren und zusammenklappen. Dazu den Apfel essen.

Nicht vergessen!

Zu jedem Frühstück gehört zusätzlich noch ein Getränk:

z. B. 1 Glas Trinkwasser
       1 Glas Mineralwasser
       1 Glas Fruchtsaft mit Mineralwasser gemischt
       1 Tasse Früchte- oder Kräutertee
       1 Tasse Malzkaffee

Tabelle 8: Das Frühstücks-Zweimaleins für Morgenmuffel

Anhaltswerte für die Gewichte von üblichen Haushaltsmengen sowie Erläuterungen der Abkürzungen finden sich in Tabellen auf der Einbandinnenseite.

Vorschlag 1

1. Frühstück: *Toast mit Bananenmilch*

4–6 Jahre	13–14 Jahre	
1/2	3/4	Banane
1 kl. Tasse	1 gr. Tasse	Milch
1 1/2 Sch.	2 Sch.	Vollkorntoast

Banane pürieren und mit der Milch vermischen. Dazu den Toast essen.

2. Frühstück: *Nußmüsli*

1/2	1	Apfelsine
6 EL	10 EL	Haferflocken
1 TL	1 1/2 TL	gehackte Haselnüsse
1/2 Becher	1 Becher	Naturjoghurt

Apfelsine in Stücke schneiden und mit den Haferflocken, den Haselnüssen und dem Joghurt mischen.

Vorschlag 2

1. Frühstück: *Toast „Birne Helene"*

4–6 Jahre	13–14 Jahre	
1 1/2 Sch.	2 Sch.	Vollkorntoast
1 1/2 TL	2 TL	Speisequark
1/4	1/2	Birne in Scheiben
1 TL	1 1/2 TL	Schokostreusel

Das Toastbrot rösten, mit Speisequark bestreichen, mit den Birnenscheiben belegen und die Schokostreusel darüberstreuen.

2. Frühstück: *Bugs-Bunny-Müsli*

1/2	1	Möhre
1/2	1	Apfel
5 EL	8 EL	Haferflocken
1 TL	2 TL	gehackte Kräuter
1/2 Becher	1 Becher	Naturjoghurt

Möhre und Apfel kleinschneiden oder raspeln, mit den Haferflocken und den Kräutern vermischen. Kurz vor dem Essen den Joghurt unterrühren.

Tabelle 8: Fortsetzung

Vorschlag 3

1. Frühstück: *Getreide-Fruchtjoghurt*

4–6 Jahre	13–14 Jahre	
4 EL	5 EL	Naturjoghurt
4 EL	5 EL	Fruchtjoghurt
2 EL	4 EL	Haferflocken

Den Naturjoghurt mit dem Fruchtjoghurt verrühren und die Haferflocken untermischen.

2. Frühstück: *Doppeldecker*

2 Sch.	2 1/2 Sch.	Vollkornbrot
1 gestr. TL	1 geh. TL	Margarine
1/2 Sch.	3/4 Sch.	Schnittkäse
5–6	7–8	Gurkenscheiben

Rohkost

1/4	1/2	Kohlrabi
1/4	1/2	Birne
1 TL	2 TL	Zitronensaft

Brotscheiben mit Margarine bestreichen und halbieren. Je eine Brothälfte mit Käse und Gurkenscheiben belegen und mit der anderen Brothälfte zusammenklappen. Für die Rohkost Kohlrabi und Birne kleinschneiden oder grob raspeln und mit dem Zitronensaft vermischen.

Vorschlag 4

1. Frühstück: *Zwieback mit Apfel*

4–6 Jahre	13–14 Jahre	
2 Stck.	3 Stck.	Zwieback
1 kl. Tasse	1 gr. Tasse	Milch
1/2	1	Apfel

Zwieback in die Milch bröseln oder trocken essen. Dazu den Apfel essen.

2. Frühstück: *Petersilien-Brot*

2 Sch.	2 1/2 Sch.	Vollkornbrot
1 gestr. TL	1 geh. TL	Margarine
1 TL	1 1/2 TL	Petersilie
1 kl.	1 mittelgr.	Tomate

Die Brotscheiben mit Margarine bestreichen, mit Petersilie bestreuen, halbieren und zusammenklappen. Die Tomate zum Brot essen.

Tabelle 8: Fortsetzung

Vorschlag 5

1. Frühstück: *Erdbeerjoghurt*

4 – 6 Jahre	13 – 14 Jahre	
6	8	Erdbeeren
1 Becher	1 1/2 Becher	Naturjoghurt
1/2 TL	1/2 TL	Zucker
2 Sch.	3 Sch.	Knäckebrot

Die Erdbeeren zerdrücken und mit dem Joghurt und Zucker vermischen. Das Brot in Stückchen unterrühren oder trocken dazu essen.

2. Frühstück: *Leberwurstbrot*

2 Sch.	2 1/2 Sch.	Mischbrot
1 1/2 TL	3 TL	Leberwurst
1 Blatt	2 Blatt	Salat

Tomatensalat

1 kl.	1 mittelgr.	Tomate
1 TL	1 1/2 TL	Schnittlauch
1/2 TL	3/4 TL	Sojaöl
1/2 TL	3/4 TL	Essig

Die Brotscheiben mit Leberwurst bestreichen und halbieren. Eine Hälfte mit Salat belegen und mit der anderen Brothälfte zusammenklappen. Tomate in Scheiben, Schnittlauch in Röllchen schneiden und mit Essig, Öl und etwas Pfeffer vermischen.

Vorschlag 6

1. Frühstück: *Bananenbrötchen*

4 – 6 Jahre	13 – 14 Jahre	
1/2	1	Rosinenbrötchen
1/3	3/4	Banane

Das Brötchen aufschneiden, mit Bananenscheiben belegen oder mit zermuster Banane bestreichen.

2. Frühstück: *Knuspermüsli*

1/2	1	Apfel
3	4	Erdbeeren
6 EL	10 EL	Buttermilch
5 EL	8 EL	Haferflocken
2 1/2 EL	5 EL	Cornflakes

Apfel und Erdbeeren kleinschneiden und mit der Buttermilch vermischen. Vor dem Essen die Haferflocken-Cornflakes-Mischung unterrühren.

Tabelle 8: Fortsetzung

Vorschlag 7

1. Frühstück: *Kakaogetränk mit Toast*

4–6 Jahre	13–14 Jahre	
1 TL	1 1/2 TL	Kakao
1/2 TL	1/2 TL	Zucker
1 kl. Tasse	1 gr. Tasse	Milch
1 1/2 Sch.	2 Sch.	Vollkorntoast

Kakao und Zucker vermischen und mit Milch verrühren.
Dazu den gerösteten Toast essen.

2. Frühstück: *Apfel-Nuß-Brot*

2 Sch.	2 1/2 Sch.	Vollkornbrot
1 gestr. TL	1 geh. TL	Margarine
1/2	1	Apfel
1 TL	1 1/2 TL	geriebene Haselnüsse
1 Stange	2 Stangen	Bleichsellerie

Brote mit Margarine bestreichen und halbieren. Eine Scheibe
mit den Apfelscheiben belegen, mit den Haselnüssen bestreu-
en und mit der anderen Brotscheibe zusammenklappen. Dazu
den Bleichsellerie essen.

Nicht vergessen!

Zu jedem Frühstück gehört zusätzlich noch ein Getränk:

z. B. 1 Glas Trinkwasser
1 Glas Mineralwasser
1 Glas Fruchtsaft mit Mineralwasser gemischt
1 Tasse Früchte- oder Kräutertee
1 Tasse Malzkaffee

enthält relativ viel Energie und Nährstoffe. Milch ist ein wertvolles Lebensmittel, aber kein Getränk.

Die typischen Frühstücksgetränke Kaffee und Schwarztee enthalten Koffein und sollten als stimulierende Genußmittel Kindern nicht gegeben werden.

2.4. *Ernährungshinweise für Teens und Twens*

Jugendliche, oder in der modernen Sprache der Jugendlichen ,,Teens'' und ,,Twens'', haben meist andere Interessen, als sich Gedanken über die richtige Ernährung zu machen. Je mehr die Jugendlichen aber die Entscheidungen über ihre Ernährung selbst treffen, um so mehr sollten sie wissen, wie man sich ohne besonderen Aufwand richtig ernährt. Im folgenden werden die für Teens und Twens wesentlichen Informationen zur richtigen Ernährung auf der Grundlage der Optimierten Mischkost in einfacher Form zusammengefaßt.

2.4.1. *Wissenswertes zur gesunden Ernährung*

2.4.1.1. *Gesunde Ernährung: warum?*

Gesunde Ernährung ist auch für Jugendliche interessant. Sie ist die wichtigste Voraussetzung für Wohlbefinden und Fitneß − und das nicht nur für heute, sondern auch für morgen. Das heißt, wer sich von Jugend an gesund ernährt, schafft wichtige Grundlagen für Gesundheit und Leistungsfähigkeit bis ins hohe Alter.

▶ Eine gesunde Ernährung muß vor allem zwei Bedingungen erfüllen:

● sie muß den Bedarf an Energie und allen wichtigen Nährstoffen decken, d. h. der Körper muß optimal funktionieren können;
● sie muß schon von Kindheit an ernährungsbeeinflußten Krankheiten, die sich im Erwachsenenalter einstellen können, vorbeugen.

Nahrungsenergie ist für den Körper das, was der Treibstoff für das Auto ist. Energie wird z. B. benötigt für Atmung, Kreislauf, Verdauung, Bewegung und bei Kindern und Jugendlichen auch noch für das Wachstum. Nährstoffe, die Energie liefern, sind Kohlenhydrate, Fette und Eiweiße (Proteine). **Vitamine und Mineralstoffe** sind Nährstoffe, die keine Energie liefern, aber für das Funktionieren des Körpers gleichfalls unentbehrlich sind. Durch die richtige Auswahl von Lebensmitteln muß für eine regelmäßige und ausreichende Versorgung mit Energie und allen notwendigen Nährstoffen gesorgt werden.

Die sogenannten **Zivilisationskrankheiten** spielen in der heutigen Zeit eine große Rolle. Dazu gehören z. B. Herz-Kreislauf-Krankheiten, Übergewicht (Adipositas), die Zuckerkrankheit (Diabetes mellitus), Osteoporose, Gicht und manche Krebserkrankungen. Sie stehen alle im Zusammenhang mit der Ernährung. Diese Krankheiten treten meist erst im Erwachsenenalter auf, nachdem eine ungesunde Ernährung und eine ungünstige Lebensweise jahrzehntelang eingewirkt haben. Deshalb besteht die beste Vorbeugung solcher Krankheiten darin, daß man sich von Jugend an gesund ernährt.

2.4.1.2. *Gesunde Ernährung: was ist das?*

Gesunde Ernährung ist nicht schwierig. Das zeigt die vom Forschungsinstitut für Kinderernährung entwickelte Optimierte Mischkost.

Die **Optimierte Mischkost** enthält alle wichtigen Nährstoffe in den richtigen Mengen und beugt den bekannten ernährungsbeeinflußten Krankheiten vor. Die Lebensmittel sind so zusammengestellt, daß sich die Optimierte Mischkost gleichermaßen für Kinder und Erwachsene eignet und selbstverständlich auch für Teens und Twens. Die Mahlzeiten in der Optimierten Mischkost entsprechen den Gewohnheiten in Deutschland, sie sind aber wegen der gut durchdachten Kombination der Lebensmittel gesünder als die üblichen Mahlzeiten vieler Teens und Twens. Man kann die Zutaten überall kaufen. Deshalb ist die Optimierte Mischkost nicht teurer als die übliche Kost der meisten Jugendlichen. Und was ganz wichtig ist: Die Optimierte Mischkost schmeckt auch gut! Das kommt daher, daß bei den verwendeten Lebensmitteln großer Wert auf Abwechslung gelegt wird und daß die Lebensmittel schonend zubereitet werden. Auf diese Weise bleibt der Originalgeschmack der Lebensmittel soweit wie möglich erhalten. Auf Fertigprodukte, die oft aufwendig hergestellt und verpackt werden, aber eintönig schmecken, wird in der Optimierten Mischkost weitgehend verzichtet. Für Teens und Twens, die sich lecker und gesund ernähren möchten, bieten sich im Rahmen der Optimierten Mischkost viele Möglichkeiten für einfache und preiswerte Gerichte, bei denen das Zubereiten und erst recht das Essen Spaß macht.

2.4.1.3. *Gesunde Ernährung: mit welchen Lebensmitteln?*

Die Regale von Lebensmittelgeschäften und die Stände von Wochenmärkten sind mit einem bunten und vielfältigen Angebot gefüllt. Trotzdem fällt es nicht immer leicht, eine gesunde Auswahl zu treffen. Hier helfen einige einfache Regeln der Optimierten Mischkost.

Tabelle 9: Lebensmittel für

Lebensmittel-gruppe	wichtige Nährstoffe	empfehlenswerte Lebensmittel
		Pflanzliche Lebensmittel
Brot, Getreide (-flocken)	Kohlenhydrate, Ballaststoffe, Mineralstoffe (bes. Eisen), Vitamine (bes. B-Vitamine)	Vollkornbrot, -brötchen, -knäckebrot, Müsli (ohne Zucker), Vollkorngetreide-flocken, Backwaren aus Vollkornmehl
Kartoffeln, Reis, Nudeln	Kohlenhydrate, Ballaststoffe, B-Vitamine, (Kartoffeln auch Vitamin C)	Kartoffeln (so oft wie möglich), Vollkorn-nudeln, Vollkornreis oder andere Voll-korngetreide, z. B. Hirse oder Grünkern
Gemüse	Vitamine, Mineral-stoffe, Ballaststoffe	frisches Gemüse, tiefgefrorenes Gemüse (ohne Zusatz von Rahm, Fetten, Gewür-zen usw.), Hülsenfrüchte
Obst	Vitamine, Mineral-stoffe, Ballaststoffe	frisches Obst, tiefgefrorenes Obst
Getränke	Wasser, Vitamin C aus Obstsaft	Trinkwasser (Leitungswasser), Mineral-wasser, nicht gesüßte oder leicht gesüßte Kräuter- oder Früchtetees, Obstsäfte (100% Saft) mind. 1 : 1 mit Wasser ver-dünnt
		Tierische
Milch, Milch-produkte*	Eiweiß, Vitamine A, D, B_1, B_2, B_{12} Kalzium, Phosphor	Trinkmilch, Naturjoghurt, Dickmilch, möglichst teilentrahmt mit 1,5% Fett (sonst muß bei anderen tierischen Fetten, z. B. Wurst, Butter, Käse, gespart wer-den), Käse
Fleisch, Wurst	Eiweiß, Eisen, Zink, Vitamine B_1, B_6, B_{12}	mageres Fleisch, magere Wurst, z. B. Aspik-Aufschnitt, Corned Beef, Schinken ohne Fettrand, Frischwurst-aufschnitt
Fisch	Eiweiß, Jod, unge-sättigte Fettsäuren	frischer oder tiefgekühlter Seefisch, un-paniert
		Fettreiche
Fette, Öle	ungesättigte Fettsäu-ren, fettlösliche Vit-amine	Sojaöl, Sonnenblumenöl, Maiskeimöl, Olivenöl, Pflanzenmargarine (z. B. Son-nenblumenmargarine)

* 200 ml Milch entsprechen im Kalziumgehalt etwa 30 g Schnittkäse (1 Scheibe,

eine gesunde Ernährung

empfehlenswerte Mengen	weniger empfehlenswerte Lebensmittel
und Getränke: reichlich	
300 g/Tag: z. B. 2 Scheiben Vollkornbrot (100 g) <u>und</u> 1 Scheibe Vollkorntoast (30 g) <u>und</u> 1 Vollkornbrötchen (50 g) <u>und</u> 6 Eßlöffel Müsli (120 g)	Backwaren aus hellem Mehl, z. B. Kuchen, Gebäck und Weißbrot (wenig Nährstoffe und Ballaststoffe), Müsli mit Zuckerzusatz (Zucker liefert nur Energie)
250 g/Tag: z. B. 3 mittelgroße Kartoffeln <u>oder</u> 1 große Portion gekochter Reis <u>oder</u> gekochte Nudeln (12 Eßlöffel)	fettreiche Kartoffelprodukte, z. B. Pommes frites, Chips oder Bratkartoffeln (viel Fett und Energie), weißer Reis, Nudeln aus hellem Mehl (wenig Nährstoffe)
300 g/Tag: z. B. 1 Paprikaschote (150 g) <u>und</u> 1 Möhre (80 g) <u>und</u> 1 Tomate (70 g)	Dosengemüse (z. T. viel Salz, Nährstoffverluste durch Erhitzen), tiefgefrorenes Gemüse mit Zusätzen von Rahm, Fetten, Gewürzen (viel Fett, viel Salz)
300 g/Tag: z. B. 1 Apfel (150 g) <u>und</u> 1 Mandarine (50 g) <u>und</u> 1 Banane (100 g)	Dosenobst (viel Zucker, Nährstoffverluste durch Erhitzen)
mindestens **1 1/2 Liter/Tag**	Limonaden, Colagetränke, Fruchtsaftgetränke, Fruchtnektare (viel Zucker, viel Energie, wenig Nährstoffe)

Lebensmittel: mäßig	
500 g/Tag: z. B. 1 Glas Milch (150 g) <u>und</u> 1 Becher Naturjoghurt (150 g) <u>und</u> 1 Scheibe Schnittkäse, z. B. Gouda (30 g)*	fertige Milchmix-Getränke oder Kakaogetränke, fertiger Fruchtjoghurt oder -quark (viel Zucker und Energie), fetter Käse, z. B. Doppelrahmfrischkäse, Camembert/Brie 60% Fett i. Tr.
90 g/Tag: z. B. 1 Scheibe Braten (80 g) <u>oder</u> 2 Scheiben gekochter Schinken ohne Fettrand (100 g) <u>oder</u> 4 Scheiben Frischwurst (80−100 g)	fettes Fleisch, fette Wurstsorten, z. B. Salami, Streichwurst (viel gesättigte Fettsäuren, Cholesterin), Innereien in größeren Mengen (viel Purine, Schadstoffe)
1 Portion (ca. 200 g) pro Woche	panierter Fisch, Fischkonserven (viel Fett, viel Salz)
Lebensmittel: sparsam	
35 g/Tag: z. B. 1 gehäufter Teelöffel Margarine <u>und</u> 2 Eßlöffel Öl	tierische Fette (Butter, Schmalz), Kokosfett, versteckte Fette in Wurst, Käse, Gebäck und Schokolade (zu viel gesättigte Fettsäuren)

z. B. Gouda, Edamer) oder 60 g Weichkäse (z. B. Camembert, Brie)

Lebensmittel lassen sich zu **Lebensmittelgruppen** zusammenfassen, z. B. Gemüse und Obst, Getreide und Getreideprodukte, Milch und Milchprodukte, Fleisch und Wurst. Jede dieser Lebensmittelgruppen hat eine typische Zusammensetzung der Nährstoffe. So sind z. B. bestimmte Nährstoffe, wie die Vitamine C und Folsäure, vor allem in Gemüse und Obst enthalten; andere Nährstoffe, wie Kalzium und Vitamin B_2, finden sich vor allem in Milch und Milchprodukten. Damit der Körper alle Nährstoffe in ausreichenden Mengen bekommt, müssen die verschiedenen Lebensmittel in den richtigen Mengenverhältnissen ausgewählt werden.

Das hört sich komplizierter an, als es wirklich ist. Für die richtige Auswahl der Lebensmittel muß man sich nämlich nur **drei einfache Regeln** merken. Sie lauten:

pflanzliche Lebensmittel und Getränke	reichlich
tierische Lebensmittel	mäßig
fettreiche Lebensmittel	sparsam

Allerdings sind nicht alle Lebensmittel einer Lebensmittelgruppe gleich empfehlenswert. Deshalb finden sich in Tabelle 9 (S. 76 – 77) einige Erläuterungen zu den einzelnen Lebensmittelgruppen.

Bei einigen Lebensmitteln kann der ursprünglich hohe Gehalt an Nährstoffen durch die Verarbeitung vermindert werden. Ein Beispiel dafür ist **Mehl**. Je nachdem, ob beim Mahlen des Getreides die nährstoffreichen Randschichten und der Keimling des Korns mit vermahlen werden oder nicht, entsteht das gehaltreiche dunklere Vollkornmehl mit allen Nährstoffen des ursprünglichen Korns oder es bleiben von den Vitaminen, Mineralstoffen und Ballaststoffen des ursprünglichen Korns nur noch geringe Mengen im Weißmehl übrig. Deshalb ist es gesünder, Vollkornprodukte, z. B. Vollkornmehl, Haferflocken und Vollkornbrot, zu verwenden als weiße Mehle, z. B. Weizenmehl Type 405, und Weißmehlprodukte, z. B. Weißbrot, Mischbrot oder übliche Brötchen.

Bei manchen Lebensmitteln wird durch die Verarbeitung zwar der Energiegehalt (Kalorien) erhöht, nicht aber der Nährstoffgehalt. Ein Beispiel hierfür sind **Pommes frites**. Durch das Fritieren nehmen die Kartoffeln viel Fett und daher viel Energie auf, aber keine anderen Nährstoffe. Eine Portion gekochte Kartoffeln enthält viel weniger Energie als eine gleich große Portion Pommes frites. Von frisch gekochten Kartoffeln darf man also größere Portionen essen als von Pommes frites. Außerdem enthalten frisch gekochte Kartoffeln viel mehr Nährstoffe als Pommes frites.

Die meisten Teens und Twens, besonders junge Männer, werden mit den in Tabelle 9 **angegebenen Mengen der Lebensmittel** noch nicht ganz satt, sie benötigen noch etwas mehr Energie. Da die Mengen der empfohlenen Lebensmittel aber bereits alle benötigten Nährstoffe in ausreichenden Mengen enthalten, müssen für die Deckung des verbliebenen Energiebedarfs nicht unbedingt weitere empfohlene, nährstoffreiche Lebensmittel gegessen werden. Vielmehr ist es auch möglich, die restliche Energie mit kleinen Mengen von ,,geduldeten'' Lebensmitteln aufzunehmen, die zwar viel Energie, aber nur wenig Nährstoffe enthalten. Solche Lebensmittel sind z. B. Süßigkeiten, Kuchen oder süße Brotaufstriche, die den meisten Teens und Twens gut schmecken. In geringen Mengen beeinträchtigen sie eine gesunde Ernährung mit der Optimierten Mischkost nicht.

Bekanntlich ist der **Appetit** von Tag zu Tag unterschiedlich. Zum Glück ist es für eine gesunde Ernährung aber auch nicht erforderlich, daß jeden Tag von jeder Lebensmittelgruppe die in der Tabelle 9 empfohlenen Mengen gegessen werden. Es reicht vielmehr aus, wenn die angegebenen Mengen etwa im Durchschnitt einer Woche erreicht werden. Beispiele für die Ernährung im Laufe einer Woche zeigen die Speisepläne in Tabelle 10 (S. 80).

2.4.1.4. *Gesunde Ernährung: mit welchen Mahlzeiten?*

Wenn man den ganzen Tag über fit sein möchte, sollte man über den Tag verteilt mehrere Mahlzeiten essen. Gesund und praktisch sind 5 Mahlzeiten pro Tag, z. B. ein **1. Frühstück** am Morgen zu Hause, eine **Zwischenmahlzeit** (2. Frühstück) in der Schule oder auf der Arbeitsstelle, ein **Mittagessen**, eine **Zwischenmahlzeit** am Nachmittag und ein **Abendessen**. Auf diese Weise bekommt der Körper in gleichmäßigen Abständen Nachschub an Energie und Nährstoffen. Werden dagegen nur einzelne Riesenmahlzeiten am Tag gegessen, so sind die Nahrungspausen zwischendurch zu groß. Das macht müde und schlapp. Außerdem führt großer Hunger leicht dazu, daß bei der nächsten Mahlzeit über den Bedarf hinaus gegessen wird. Die Folge davon ist, daß überflüssiges Fett im Körper gespeichert wird und auf Dauer unerwünschtes Übergewicht entstehen kann.

2.4.1.5. *Gesunde Mahlzeiten: welche Lebensmittel gehören dazu?*

Kalte Mahlzeiten sind anders zusammengesetzt als die warme Mahlzeit, Zwischenmahlzeiten anders als Hauptmahlzeiten. Jeder Mahlzeitentyp ist für eine gesunde Ernährung wichtig. So kann z. B. eine kalte Mahlzeit nicht ohne weiteres die warme Mahlzeit ersetzen. Es ist aber für die Nährstoffversorgung gleichgültig, ob z. B. mittags eine warme Mahlzeit oder eine kalte Mahlzeit eingenommen wird. Wenn bei langem Schulunterricht oder an der Arbeitsstätte kein warmes Mittagessen möglich ist, kann die warme Mahlzeit ohne weiteres auf den Abend und damit nach Hause ver-

Tabelle 10: Speisepläne für eine gesunde Ernährung von Teens und Twens*

	1. Tag	2. Tag	3. Tag	4. Tag	5. Tag	6. Tag	7. Tag
1. Frühstück	Früchtemüsli (1) Früchtetee	Tropic-Schnitte (7) Kakao (38)	Schinkenbrötchen mit Rohkost (8) Apfelsaft	Schoko-Porridge (3) Früchtetee	Pikantes Frühstück (10) Orangenbuttermilch (36)	Knäckemüsli (2) Früchtetee	Apfeltoast (18) Orangensaft
2. Frühstück	Wurstbrot mit Rohkost (17) Mineralwasser	Joghurt mit Früchten (5) Kräutertee	Apfel-Quark-Brot (15) Trinkwasser	Leberwurstbrötchen (14) Saftschorle (37)	Teenagerbrötchen mit Rohkost (16) Mineralwasser	Fruchtdickmilch (6) Saftschorle (37)	Möhren-Apfel-Joghurt (4) Trinkwasser
Mittagessen	Zucchini-Tomaten-Gemüse (28) mit Vollkornreis Saftschorle (37)	Putenschnitzel (klein, unpaniert), Kartoffelgratin (27), Blattsalat mit Ananas (31) Mineralwasser	Schnelle Linsensuppe (24) mit Vollkornbrötchen Früchtetee	Seelachs auf Spinat (26) mit Pellkartoffeln Trinkwasser	Spaghetti bolognese (25) Kräutertee	Schnelles Gericht (30) [Frikadelle mit Gemüse und Pommes frites] Mineralwasser	Gemüsepizza (29), Vanillepudding (selbstgekocht) Früchtetee
Zwischen-mahlzeit	Schokolade (2 Riegel) Trinkwasser	Kirsch-Mandel-Torte (39) (1 Stück) Früchtetee	Haferflocken-Nußpätzchen (41) (6 Stück) Milchkaffee	Gemüsebrot (13) Mineralwasser	Bananenbrötchen (9) Saftschorle (37)	Teenagerbrötchen mit Rohkost (16) Früchtetee	Apfelkuchen aus der Pfanne (40) (2 Stück) Kräutertee
Abendessen	Hamburger (11) Kräutertee	Reissalat (34) Mineralwasser	Kartoffelsalat (35), Knäckebrot mit Streichwurst Kräutertee	Pikante Brote I (12) Trinkwasser	Schinkentoast und Wurstbrötchen (19) Früchtetee	Bunter Nudelsalat (33), Vollkornbrot (2 Scheiben) Saftschorle (37)	Pikante Brote II (20) u. Chicorée-Orangen-Salat (32) Mineralwasser

* die Mengenangaben in den Rezepten gelten, soweit nicht anders angegeben, für eine Person; die Zahlen in den Klammern geben die Nummer des dazugehörigen Rezeptes (siehe Tabellen 11–17) an

legt werden und die übliche kalte Brotmahlzeit dementsprechend vom Abend auf den Mittag.

Ein Hauptbestandteil der **warmen Mahlzeit** sind Kartoffeln. An ihre Stelle können auch Nudeln, Reis oder anderes Getreide wie Hirse, Buchweizen oder Grünkern treten. Ein weiterer Hauptbestandteil der warmen Mahlzeit ist eine große Portion Gemüse oder Salat. Fleisch wird zur „Beilage". An manchen Tagen sollte ganz auf Fleisch verzichtet werden. In Abschnitt 2.4.2. finden sich wohlschmeckende und einfache Rezepte für fleischfreie vegetarische Gerichte.

Hauptbestandteile der **kalten Mahlzeiten**, z. B. Frühstück und Abendessen, sind Brot oder Getreideflocken, z. B. in Form von Müsli, sowie Milch oder ein Milchprodukt, z. B. Joghurt. Dazu kommt Gemüserohkost oder Frischobst. Das Brot sollte dick geschnitten, aber nur dünn mit Margarine oder Butter bestrichen werden. Auch mit dem Brotbelag, z. B. mageren Wurst- oder Käsesorten, sollte sparsam umgegangen werden. Bei Streichkäse und -wurst sollte auf Margarine oder Butter ganz verzichtet werden. Ein schmackhafter, fettarmer und vitaminreicher Brotbelag ist Gemüserohkost oder Obst. Hierfür eignen sich z. B. Paprikastreifen, Tomaten- oder Gurkenscheiben und für diejenigen, die es gern süßer mögen, auch Bananen- oder Apfelscheiben.

Die **Zwischenmahlzeiten** am Vormittag und Nachmittag bestehen aus Brot und Rohkost. Wird zu den anderen Mahlzeiten wenig Milch verwendet, kann Milch oder ein Milchprodukt, z. B. Joghurt mit Obst, als Beigabe oder eigenständige Zwischenmahlzeit eingesetzt werden. Ab und zu dürfen es aber auch Zwischenmahlzeiten aus Kuchen, Gebäck oder Süßigkeiten sein. Nach süßen Mahlzeiten ist Zähneputzen zur Vorbeugung gegen Karies besonders wichtig!

Wasser ist das wichtigste Lebensmittel. Während der Mensch mehrere Wochen ganz ohne feste Nahrung auskommen kann, gerät er unter Umständen schon nach 2−4 Tagen in Lebensgefahr, wenn er keine Flüssigkeit aus Getränken und fester Nahrung zu sich nimmt. Die Nieren und der Kreislauf werden aber auch schon bei knapper Wasserzufuhr belastet. Daher gehört zu jeder Mahlzeit auch ein Getränk. Außerdem sollte auch zwischen den Mahlzeiten etwas getrunken werden. Am besten sind kalorienfreie Getränke wie Trinkwasser (Leitungswasser), Mineralwasser oder ungesüßte Kräuter- oder Früchtetees. Obstsaft sollte wegen seines natürlichen Zucker- und damit Energiegehaltes mindestens 1 : 1 mit Wasser verdünnt werden.

2.4.2. *Rezepte*

In den Speiseplänen für eine gesunde Ernährung (Tabelle 10) sind pro Tag 5 Mahlzeiten vorgesehen. In den zugehörigen Rezepten (Tabelle 11 − 17,

Tabelle 11: Rezepte für Müslis und Milchspeisen

Früchtemüsli (Rezept Nr. 1)

Zutaten:

1 **Banane**, 1/2 **Apfel**, 1 EL **Rosinen**, 1/2 EL **Haselnüsse**, 6 EL **Haferflocken**, 1 Becher **Naturjoghurt** (150 g), 1/2 Glas **Orangensaft** (100 ml)

Zubereitung:

Apfel gründlich waschen; Obst in Würfel schneiden, mit Rosinen, Nüssen und Haferflocken mischen; Joghurt und Orangensaft dazugeben.

Knäckemüsli (Rezept Nr. 2)

Zutaten:

6 Scheiben **Vollkornknäckebrot**, 1 **Birne**, 100 g **Naturjoghurt**, 100 ml **Milch**

Zubereitung:

Knäckebrot zerbröseln; Birne gründlich waschen und in Würfel schneiden; mit Naturjoghurt und Milch mischen.

Schoko-Porridge (Rezept Nr. 3)

Zutaten:

2 kleine Tassen (300 ml) **Milch**, 6 EL **Haferflocken**, 2 EL gehackte **Mandeln**, 1 gehäufter TL **Instant-Kakaopulver**

Zubereitung:

Die Zutaten zusammen in einem Topf kochen lassen bis eine breiige Masse entsteht.

Möhren-Apfel-Joghurt (Rezept Nr. 4)

Zutaten:

1/2 **Apfel**, 1/2 **Möhre**, 1 TL gehackte **Haselnüsse**, 1 Becher **Naturjoghurt** (150 g), 2 EL **Haferflocken**

Zubereitung:

Apfel und Möhre gründlich waschen, raspeln und mit Haselnüssen, Joghurt und Haferflocken mischen.

Joghurt mit Früchten (Rezept Nr. 5)

Zutaten:

1 **Apfel**, 1/2 **Banane**, 4 EL **Haferflocken**, 1 Becher **Naturjoghurt** (150 g)

Zubereitung:

Apfel gründlich waschen; Obst in Würfel schneiden, mit Haferflocken und Joghurt mischen.

Fruchtdickmilch (Rezept Nr. 6)

Zutaten:

1/2 **Birne**, 1/2 **Apfelsine**, 150 g **Dickmilch**, 1 TL **Honig** oder **Zucker**

Zubereitung:

Birne gründlich waschen und Orange schälen; Obst kleinschneiden, mit Dickmilch und Honig bzw. Zucker mischen.

Tabelle 12: Rezepte für belegte Brote

Tropic-Schnitte (Rezept Nr. 7)

Zutaten:

2 Scheiben **Vollkornbrot**, 2 EL **Hüttenkäse**, 1 **Orange**, 1 TL **gehackte Mandeln**

Zubereitung:

Brot mit Hüttenkäse bestreichen und mit Mandeln bestreuen; Orange schälen, in Scheiben schneiden und auf das Brot legen.

Schinkenbrötchen mit Rohkost (Rezept Nr. 8)

Zutaten:

2 **Vollkornbrötchen**, 2 gestrichene EL **Margarine**, 1 Scheibe **gekochter Schinken**, 1 **Tomate**

Zubereitung:

Tomate waschen und in Scheiben schneiden; Brötchen halbieren, mit Margarine bestreichen; 2 Hälften mit Schinken und 2 Hälften mit Tomatenscheiben belegen.

Bananenbrötchen (Rezept Nr. 9)

Zutaten:

2 **Vollkornbrötchen**, 1 gehäufter EL **Magerquark**, 1/2 **Banane**

Zubereitung:

Vollkornbrötchen halbieren, mit Quark bestreichen; Banane in dünne Scheiben schneiden, auf zwei Brötchenhälften legen; die anderen Hälften daraufklappen.

Pikantes Frühstück (Rezept Nr. 10)

Zutaten:

2 1/2 Scheiben **Vollkornbrot**, 3 TL **Kalbsleberwurst**, 1/2 **Paprikaschote**

Zubereitung:

Vollkornbrot mit Kalbsleberwurst bestreichen; Paprikaschote putzen, waschen und in Streifen geschnitten auf das Brot legen.

Hamburger (Rezept Nr. 11)

Zutaten:

2 **Teenagerbrötchen** (Rezept Nr. 22) oder 2 **Vollkornbrötchen**, 2 TL **Margarine**, einige **Salatblätter**, einige **Gurkenscheiben**, 1 **Tomate**, 1 kleine **Frikadelle** (ca. 100 g), 1 EL **Tomatenketchup**

Zubereitung:

Gemüse putzen; Tomate in Scheiben schneiden; Brötchenhälften mit Margarine bestreichen; zwei Hälften mit Salatblättern, Gurkenscheiben und Tomatenscheiben belegen; Frikadelle halbieren, auf die belegten Brötchenhälften legen, mit Tomatenketchup bestreichen und die unbelegten Brötchenhälften daraufklappen.

Tabelle 12: Fortsetzung

Pikante Brote I (Rezept Nr. 12)

Zutaten:

2 Scheiben **Haselnußbrot** (Rezept Nr. 21) oder **Vollkornbrot**, 1 Scheibe **Vollkorntoast**, 2 TL Margarine, 1 EL **Magerquark**, 1/4 **Zwiebel**, 1/2 Scheibe **Bratenaufschnitt**, 1/2 Scheibe **Schnittkäse**

Zubereitung:

Zwiebel pellen und in Würfel schneiden; Brot und Toast mit Margarine bestreichen; Quark mit Zwiebelwürfeln vermischen, auf eine Brotscheibe streichen; auf die anderen Scheiben Bratenaufschnitt und Käse legen.

Gemüsebrot (Rezept Nr. 13)

Zutaten:

1 1/2 Scheiben **Vollkornbrot**, 1/2 TL **Margarine**, 1 **Tomate** (oder anderes rohes Gemüse)

Zubereitung:

Gemüse putzen und in Scheiben schneiden; Brot mit Margarine bestreichen und mit Gemüsescheiben belegen.

Leberwurstbrötchen (Rezept Nr. 14)

Zutaten:

2 **Vollkornbrötchen**, 3 TL **Kalbsleberwurst**, einige **Gurkenscheiben**, **Dill**

Zubereitung:

Brötchen durchschneiden, zwei Hälften mit Leberwurst bestreichen, mit Gurkenscheiben belegen und mit gehacktem Dill bestreuen; die anderen Brötchenhälften daraufklappen.

Apfel-Quark-Brot (Rezept Nr. 15)

Zutaten:

2 Scheiben **Vollkornbrot**, 2 EL **Magerquark**, 1/2 **Apfel**

Zubereitung:

Brot mit Quark bestreichen; Apfel gründlich waschen, in Scheiben schneiden und auf das Brot legen.

Teenagerbrötchen mit Rohkost (Rezept Nr. 16)

Zutaten:

1 **Teenagerbrötchen** (Rezept Nr. 22) oder 1 **Vollkornbrötchen**, 1 TL **Margarine**, 1/2 Scheibe **Schnittkäse**, einige **Radieschen**

Zubereitung:

Brötchen durchschneiden, eine Hälfte mit Margarine bestreichen und mit Schnittkäse belegen; die Radieschen waschen, in Scheiben schneiden und auf die Brötchenhälfte legen; die andere Brötchenhälfte daraufklappen.

Wurstbrot mit Rohkost (Rezept Nr. 17)

Zutaten:

1 Scheibe **Vollkornbrot**, 1 TL **Margarine**, 1/2 Scheibe **Frischwurstaufschnitt**, **Gurke** (oder anderes rohes Gemüse)

Zubereitung:

Brot mit Margarine bestreichen; Gemüse putzen und in Scheiben schneiden; Brot mit Frischwurstaufschnitt und Gemüsescheiben belegen.

Tabelle 12: Fortsetzung

Apfeltoast (Rezept Nr. 18)

Zutaten:

3 Scheiben **Vollkorntoast**, 1 1/2 TL **Margarine**, 1 TL **Honig**, 1/2 **Apfel**, **Zimt**

Zubereitung:

Vollkorntoast mit Margarine und Honig bestreichen; Apfel gründlich waschen, in Scheiben schneiden und auf das Brot legen; mit Zimt bestreuen.

Schinkentoast und Wurstbrötchen (Rezept Nr. 19)

Zutaten:

2 Scheiben **Vollkorntoast**, 1 **Vollkornbrötchen**, 2 TL **Margarine**, 1/2 Scheibe **gekochter Schinken**, 1 Scheibe **Corned Beef**

Zubereitung:

Vollkorntoast toasten, mit Margarine bestreichen und mit gekochtem Schinken belegen; Vollkornbrötchen halbieren, mit Margarine bestreichen, eine Hälfte mit Corned Beef belegen und die andere Hälfte daraufklappen.

Pikante Brote II (Rezept Nr. 20)

Zutaten:

2 Scheiben **Vollkorntoast**, 1 Scheibe **Vollkornbrot**, 1/2 TL **Margarine**, 20 g **Camembert**, 1/4 **Zwiebel**, **frische Kräuter**, 1 Scheibe **Frischwurstaufschnitt**

Zubereitung:

Vollkorntoast toasten; Zwiebel pellen und in feine Würfel schneiden; Camembert mit der Gabel zerdrücken und mit Zwiebelwürfeln und Kräutern mischen; eine Scheibe Toast mit dem Käse bestreichen; die andere Toastscheibe daraufklappen; Vollkornbrot mit Margarine bestreichen und mit Frischwurstaufschnitt belegen.

S. 82 ff.) gelten die aufgeführten Mengen, soweit nicht anders angegeben, für eine Person. Die genannten Obst- und Gemüsesorten sind Vorschläge. Sie können je nach Geschmack und Jahreszeit gegen andere Sorten ausgetauscht werden.

Alle 5 Mahlzeiten eines Tagesplans liefern zusammen etwa 2 400 Kilokalorien (kcal) bzw. 10 Megajoule (MJ). Das entspricht dem durchschnittlichen **Energiebedarf** im Alter von etwa 12 – 20 Jahren. Der Bedarf an Energie ist jedoch von Person zu Person sehr verschieden: Männer benötigen mehr Energie als Frauen, große Menschen mehr als kleine und körper-

Tabelle 13: Rezepte für Brot und Brötchen

Haselnuß-Brot (Rezept Nr. 21)

Zutaten:

Etwa 750 g **Weizenvollkornmehl**, 1 Päckchen **Trockenhefe**, 1/2 l **lauwarmes Wasser**, 1–2 TL **Jodsalz**, 1 TL **Zucker**, 50 g **Haselnüsse**

Zubereitung:

Mehl mit Hefe vermischen, mit Wasser, Jodsalz, Zucker und Nüssen verrühren, bis ein gut knetbarer Teig entsteht, der sich vom Schüsselboden löst; den Teig an einem warmen Ort bis zur doppelten Größe gehen lassen; den Teig in eine gefettete und gemehlte Kastenform geben und bei 200 °C (Gas: Stufe 3) 60–70 min. backen.

Teenagerbrötchen (Rezept Nr. 22) (ca. 10 Stück)

Zutaten:

250 g **Weizenvollkornmehl**, 250 g **Magerquark**, 1 **Ei**, 1 Päckchen **Backpulver**, 1/2 TL **Jodsalz**, etwas **Milch**, **Haferflocken, gehackte Nüsse, Sesam oder Sonnenblumenkerne** zum Bestreuen

Zubereitung:

Mehl, Quark, Ei, Backpulver und Jodsalz miteinander verkneten; Brötchen formen, mit Milch bestreichen; in der Mitte etwa 1 cm einschneiden; nach Geschmack mit Haferflocken, Nüssen, Sesam oder Sonnenblumenkernen bestreuen; auf einem mit Backpapier ausgelegten Blech bei 200 °C (Gas: Stufe 3) etwa 20 min. backen.

Nußbrötchen (Rezept Nr. 23) (ca. 10 Stück)

Zutaten:

1 Würfel **Hefe**, 1/4 l **lauwarmes Wasser**, 1/2 TL **Zucker**, 1/2 TL **Jodsalz**, 350 g **Weizenvollkornmehl**, 125 g **Haferflocken**, 50 g **gehackte Haselnüsse**, etwas **Milch**

Zubereitung:

Hefe mit lauwarmem Wasser, Zucker und Jodsalz verrühren; nach und nach Weizenvollkornmehl, Haferflocken und die Hälfte der gehackten Haselnüsse mit der Hefe-Wasser-Mischung verrühren, dann verkneten; den Teig an einem warmen Ort bis zur doppelten Größe gehen lassen; Brötchen formen, auf ein mit Backpapier ausgelegtes Backblech legen; mit etwas Milch bestreichen, etwa 30 min. gehen lassen; kurz vor dem Backen nochmals mit Milch bestreichen und in der Mitte etwa 1 cm tief einschneiden, mit den restlichen gehackten Haselnüssen bestreuen; bei 240 °C (Gas: Stufe 3) etwa 25 min. backen.

Tabelle 14: Rezepte für warme Gerichte

Schnelle Linsensuppe (Rezept Nr. 24)
(für 4 Personen)

Zutaten:

600 g **Kartoffeln**, 3 **Zwiebeln**,
1 Stange **Lauch**, 200 g **Möhren**, etwa
400 ml **Wasser**, 1 große Dose **Linsen**,
Essig, gekörnte Brühe

Zubereitung:

Kartoffeln schälen, Zwiebeln pellen
und in Würfel schneiden; Lauch putzen und in Ringe schneiden; Möhren
putzen und in Würfel schneiden; alles zusammen in Wasser 25 min. kochen; gegen Ende der Garzeit Linsen
dazugeben; mit Essig und gekörnter
Brühe abschmecken.

Dazu: pro Person 2 Vollkornbrötchen
oder 2 Teenagerbrötchen (Nr. 22)
oder 2 Nußbrötchen (Nr. 23)

Spaghetti bolognese (Rezept Nr. 25)

Zutaten für die Soße:

1 **Zwiebel**, 1 EL **Sonnenblumenöl**,
60 g **Hackfleisch**, 2 **Fleischtomaten**,
10 g **Weizenvollkornmehl**, 100 ml
**Milch, getrocknete Kräuter, Jodsalz,
Pfeffer**

Zubereitung:

Zwiebel pellen, in Würfel schneiden
und in Sonnenblumenöl andünsten;
Hackfleisch dazugeben und anbraten;
Tomaten mit kochendem Wasser
überbrühen, schälen, in Würfel
schneiden und zu dem Hackfleisch
geben; Weizenvollkornmehl mit kalter
Milch verrühren, zu der Soße geben
und unter Rühren aufkochen lassen;
Soße mit getrockneten Kräutern,
Jodsalz und Pfeffer würzen.

Dazu: pro Person 250 g gekochte
Vollkornspaghetti (Rohgewicht 100 g)

Seelachs auf Spinat (Rezept Nr. 26)
(für 4 Personen)

Zutaten:

450 g **Spinat** (tiefgekühlt),
3 **Tomaten**, 800 g **Seelachsfilet**,
2 EL Zitronensaft, 1 EL **Margarine**,
4 EL **geriebener Käse, Jodsalz**

Zubereitung:

Spinat auftauen, in eine gefettete
Auflaufform geben und etwas salzen;
Tomaten waschen, in Scheiben
schneiden und auf den Spinat legen;
Seelachs mit Zitronensaft beträufeln
und auf das Gemüse legen; Margarine in Flocken daraufgeben; den Auflauf mit Alufolie abdecken und im
vorgeheizten Backofen bei 200 °C
(Gas: Stufe 3) 20 min. garen; Folie
abnehmen, geriebenen Käse auf den
Auflauf streuen und kurz über-
backen.

Dazu: pro Person 2 bis 3 mittelgroße
Salzkartoffeln (200 g)

Kartoffelgratin (Rezept Nr. 27)
(für 4 Personen)

Zutaten:

800 g **Kartoffeln**, 1 1/2 TL **Margarine, Jodsalz, Pfeffer**, 4 EL **geriebener
Käse**, 250 ml **Milch**

Zubereitung:

Kartoffeln schälen und in sehr dünne
Scheiben schneiden oder mit dem
Gurkenhobel raspeln; dachziegelartig
in eine mit Margarine gefettete Auflaufform schichten; mit Jodsalz,
Pfeffer und Käse bestreuen; Milch
darübergießen; im vorgeheizten
Backofen bei 225 °C (Gas: Stufe 4)
etwa 40 min. backen.

Tabelle 14: Fortsetzung

Zucchini-Tomaten-Gemüse (Rezept Nr. 28) (für 4 Personen)

Zutaten:

1 mittelgroße **Zucchini**, 1 **Zwiebel**, 1 EL **Sonnenblumenöl**, 2 **Tomaten**, 5 EL **Wasser**, 5 EL **Milch**, 1 EL **geriebener Käse**, **gekörnte Brühe**, **Thymian**, **Paprika**, **Knoblauch**

Zubereitung:

Zucchini putzen, Zwiebel pellen, beide in Würfel schneiden und zusammen in Öl andünsten; Tomaten mit kochendem Wasser überbrühen, schälen, in Würfel schneiden und zu der Zucchini geben; mit etwas Wasser etwa 5 min. garen lassen; Milch und Käse dazugeben und umrühren; mit gekörnter Brühe, Thymian, Paprika und etwas Knoblauch abschmecken.

Dazu: pro Person 250 g gekochter Vollkornreis (6 EL roher Reis)

Gemüsepizza (Rezept Nr. 29) (für 4 Personen)

Zutaten:

Teig: 150 g **Weizenvollkornmehl**, 1 1/2 TL **Backpulver**, 1/2 TL **Jodsalz**, 3 EL **Milch**, 3 EL **Sonnenblumenöl**, 2 1/2 EL **Magerquark**

Belag: 1 EL **Tomatenketchup**, 1 EL **Sonnenblumenöl**, **Knoblauch**, **getrocknete Kräuter**, **Jodsalz**, **Pfeffer**, 350 g **Fenchel**, 100 g **Lauch**, 3 **Tomaten**, 120 g **Camembertscheiben**

Zubereitung:

Mehl, Backpulver, Jodsalz, Milch, Öl und Quark zu einem Teig verkneten und auf einem gefetteten Backblech ausrollen; Tomatenketchup mit Sonnenblumenöl verrühren, mit Knoblauch, getrockneten Kräutern, Jodsalz und Pfeffer würzen und auf den Teig streichen; Fenchel und Lauch putzen und in Streifen schneiden; Tomaten waschen, in Scheiben schneiden und auf den Teig geben; Käse auf dem Teig verteilen; im vorgeheizten Backofen bei 200 °C (Gas: Stufe 3) 30–40 min. backen.

Schnelles Gericht (Rezept Nr. 30)

1 mittelgroße **Frikadelle** (tiefgekühlt), 1 große Portion **Brokkoli** (tiefgekühlt), 1 Portion **Backofen-Pommes frites**, 1 EL **Frühlingsquark**

Frikadelle und Pommes frites nach Anleitung auf der Packung zubereiten; den Brokkoli in Salzwasser bißfest kochen; Quark auf den Brokkoli geben.

---

lich sehr aktive Personen mehr als ruhige. Jeder muß selbst ausprobieren, wieviel Energie er benötigt, d. h. ob er mehr oder weniger essen muß als in den Speiseplänen bzw. Rezepten angegeben ist. Die Speisepläne und Rezepte gelten nämlich für den Durchschnittsbedarf. Die verzehrten Mengen sind für den Einzelnen dann richtig, wenn sich das Körpergewicht nicht verändert, wenn man also weder zu- noch abnimmt. Das gilt natürlich erst dann, wenn das Wachstum abgeschlossen ist. Wer noch wächst, muß auch noch zunehmen!

Tabelle 15: Rezepte für Salate

Blattsalat mit Ananas (Rezept Nr. 31)

Zutaten:

100 g **Endiviensalat** (oder anderer Blattsalat), 50 g **Ananasstücke** (Dose), 2 EL **gehackte Haselnüsse**, 1 EL **Zitronensaft**, 1 EL **Ananassaft** (Dose), 1 EL **Sonnenblumenöl**, **frische Kräuter**

Zubereitung:

Salat putzen und in Streifen schneiden, mit Ananasstücken und gehackten Haselnüssen vermischen; aus Zitronensaft, Ananassaft und Sonnenblumenöl eine Salatsoße zubereiten; mit frischen Kräutern abschmecken.

Chicorée-Orangen-Salat (Rezept Nr. 32)

Zutaten:

50 g **Chicorée**, 50 g **Friséesalat**, 40 g **Radicchiosalat**, 1 **Orange**, 1 1/2 EL **Sonnenblumenöl**, **Jodsalz**, **Pfeffer**, **Cayennepfeffer**

Zubereitung:

Salat putzen und in Streifen schneiden; Orange durchschneiden, eine Hälfte schälen und würfeln, die andere Hälfte auspressen; den Orangensaft mit Sonnenblumenöl, Jodsalz, Pfeffer und Cayennepfeffer verrühren, mit dem Salat und den Apfelsinenwürfeln vermischen.

Bunter Nudelsalat (Rezept Nr. 33) (für 4 Personen)

Zutaten:

200 g **Vollkornnudeln**, 1 kleiner **Blumenkohl**, 1 **rote Paprikaschote**, 2 Scheiben **Schnittkäse**, 2 Scheiben **gekochter Schinken**, 1 Becher **Naturjoghurt** (150 g), 1 EL **Schnittlauch**, **Jodsalz**, **Pfeffer**, **Zitronensaft**

Zubereitung:

Vollkornnudeln in Salzwasser garen und abschütten; Blumenkohl putzen, in Röschen zerteilen und in wenig Salzwasser bißfest (etwa 15 min.) garen; Paprikaschote putzen; Paprika, Schnittkäse und gekochten Schinken in Würfel schneiden; aus Naturjoghurt, Schnittlauch, Jodsalz, Pfeffer und Zitronensaft die Salatsoße anrühren, mit den übrigen Zutaten vermischen; den Salat etwa 1 Stunde ziehen lassen und erneut abschmecken.

Tabelle 15: Fortsetzung

Reissalat (Rezept Nr. 34)
(für 4 Personen)

Zutaten:

200 g **Naturreis**, 1 großer **Apfel**, 1 **Zwiebel**, 2 **rote Paprikaschoten**, 100 g **Lauch**, 4 Scheiben **Schnittkäse** (120 g), 1/2 Becher **Naturjoghurt** (75 g), 2 EL **Essig, Jodsalz, Petersilie, Senf, Curry, Pfeffer**

Zubereitung:

Reis in Salzwasser garen und abkühlen lassen; Apfel gründlich waschen; Zwiebel pellen; Paprika und Lauch putzen; Obst, Gemüse und Käse würfeln; für die Salatsoße Joghurt, Essig, Salz, Petersilie, Senf, Curry und Pfeffer verrühren und mit den anderen Zutaten mischen; etwa 1 Stunde durchziehen lassen und erneut abschmecken.

Kartoffelsalat (Rezept Nr. 35)
(für 4 Personen)

Zutaten:

5 große **Kartoffeln**, 150 g **Fleischwurst**, 2 **Zwiebeln**, 2 **Äpfel**, 1 kleine Dose **Erbsen** (100 g Abtropfgewicht), 1 Becher **Naturjoghurt** (150 g), 2 EL **Essig, Jodsalz, Senf, Curry, Pfeffer, frische Kräuter**

Zubereitung:

Kartoffeln kochen, pellen und in Scheiben schneiden; Fleischwurst, gepellte Zwiebeln und gewaschene Äpfel würfeln; Erbsen abtropfen lassen; alle Zutaten vermischen; Joghurt mit Essig, Jodsalz, Senf, Curry, Pfeffer und Kräutern verrühren und mit den anderen Zutaten mischen; etwa 1 Stunde durchziehen lassen und erneut abschmecken.

Tabelle 16: Rezepte für Getränke

Orangenbuttermilch (Rezept Nr. 36)

Zutaten:

100 ml **Buttermilch**, 100 ml **Orangensaft**

Zubereitung:

Zutaten miteinander verrühren.

Kakao (Rezept Nr. 38)

Zutaten:

200 ml **Milch**, 1 gehäufter TL **Instant-Kakaopulver**

Zubereitung:

Kakaopulver in die Milch einrühren.

Saftschorle (Rezept Nr. 37)

Zutaten:

Fruchtsaft (100%) nach Wahl (z. B. Orangensaft), **Mineralwasser**

Zubereitung:

1 Teil Saft und mindestens 2 Teile Mineralwasser mischen.

Tabelle 17: Rezepte für Kuchen und Kekse

Kirsch-Mandel-Torte (Rezept Nr. 39)
(12 Stücke)

Zutaten:

Teig: 200 g **Weizenvollkornmehl**,
1 TL **Backpulver**, 60 g **Zucker**, 100 g
Margarine, 1 **Ei**

Belag: 1 großes Glas **Sauerkirschen**,
1 **Ei**, 50 g **Zucker**, 100 g **gemahlene
Mandeln**, 175 g **saure Sahne**, 50 g
Mandelblättchen, **Zimt**

Zubereitung:

Teigzutaten zu einem Mürbeteig verkneten; 1 Stunde kalt stellen; in eine
gefettete Springform geben und einen
etwa 2 cm hohen Rand formen; Kirschen abtropfen, auf den Boden geben; Ei mit Zucker, Zimt, gemahlenen Mandeln und saurer Sahne verrühren und über die Kirschen gießen;
mit Mandelblättchen bestreuen; im
vorgeheizten Backofen bei 200 °C
(Gas: Stufe 3) 50 – 60 min. backen.

*Apfelkuchen aus der Pfanne
(Rezept Nr. 40)* (16 Stücke)

Zutaten:

100 g **Weizenvollkornmehl**, 40 g **gemahlene Mandeln**, 1 Messerspitze
Zimt, 50 g **Zucker**, 45 g **Margarine**,
65 g **Milch**, 50 g gehobelte **Mandeln**,
400 g **Äpfel**, 1 Päckchen **Vanillinzucker**

Zubereitung:

Aus Mehl, gemahlenen Mandeln,
Zimt, Zucker, Margarine und Milch
einen Mürbeteig kneten und 30 min.
kühl stellen; beschichtete Pfanne
(Durchmesser etwa 24 cm) einfetten
und einmehlen; Teig in der Pfanne
verteilen und einen etwa 2 cm hohen
Rand bilden; mit der Hälfte der ge-
hobelten Mandeln bestreuen; geschäl-
te Äpfel in Spalten auf den Teig
schichten; mit Vanillinzucker und den
restlichen Mandeln bestreuen; den
Kuchen zugedeckt auf der Herdplatte
bei Stufe 1 1/2 etwa 30 min. backen;
in der Pfanne abkühlen lassen.

*Haferflocken-Nußplätzchen
(Rezept Nr. 41)*

Zutaten:

125 g **Margarine**, 75 g **Zucker**,
1 Päckchen **Vanillinzucker**, 1 **Ei**, 150 g
Haferflocken, 100 g **gemahlene Haselnüsse**, 50 g **Weizenvollkornmehl**,
1 TL **Backpulver**

Zubereitung:

Margarine mit Zucker, Vanillinzucker
und Ei schaumig rühren; Haferflocken, gemahlene Haselnüsse, Mehl
und Backpulver unterrühren; kleine
Kugeln formen, auf das mit Backpapier ausgelegte Backblech setzen und
etwas flachdrücken; im vorgeheizten
Backofen bei 175 °C (Gas: Stufe 2)
etwa 15 min. backen.

2.4.3. *Aktuelle Fragen zur Ernährung*

2.4.3.1. *Braucht man Nährstoffpräparate für eine gesunde Ernährung?*

In Abschnitt 2.4.1. wurde gezeigt, wie sich Teens und Twens durch eine **vielseitige Auswahl gebräuchlicher Lebensmittel** gesund ernähren können.

Es kommt aber nicht nur darauf an, die Lebensmittel richtig auszuwählen, man muß auch über den **sachgerechten Umgang** mit ihnen Bescheid wissen. Grundsätzlich sollten Lebensmittel möglichst frisch verwendet und schonend zubereitet werden. So wird z. B. der Vitamingehalt der Lebensmittel durch lange Lagerung verringert. Manche Vitamine werden durch Hitze zerstört. Obst wird am besten immer roh gegessen; Gemüse sollte zum Teil als Rohkost verzehrt werden. Gemüse und Kartoffeln sollten erst kurz vor dem Garen geputzt und geschnitten werden, da ein Teil der Vitamine und Mineralstoffe wasserlöslich ist und bei längerem Wässern verloren geht, falls das Einweich- und Kochwasser nicht mitverzehrt wird. Die schonendste Art der Zubereitung von Gemüse ist deshalb kurzzeitiges Dünsten in wenig Wasser. Dabei bleibt das Gemüse bißfest, was nicht nur gesünder ist, sondern auch besser schmeckt als weich gekochtes Gemüse.

▶ Wer viel Rohkost ißt und die Lebensmittel schonend zubereitet, braucht **keine Nährstoffzusätze** in Form von Tabletten oder Pulvern mit Vitaminen und Mineralstoffen. Auch nährstoffangereicherte Lebensmittel, wie Multivitaminsäfte oder Frühstücksgetreide mit Vitaminen, z. B. Cornflakes, Smacks oder Pops, bieten keine Vorteile für eine gesunde Ernährung. Es ist in jedem Fall sinnvoller, mehr Gemüse und Frischobst sowie Vollkornbrot und Vollkornflocken zu essen, als zu versuchen, eine einseitige Kost mit Nährstoffzusätzen aufzubessern.

Gemüse, Frischobst und Vollkorngetreide enthalten nicht nur wichtige Nährstoffe, sondern liefern im Gegensatz zu Nährstoffpräparaten auch Ballaststoffe. Diese sind besonders für eine geregelte Verdauung erforderlich. Es ist besser, Ballaststoffe mit natürlichen pflanzlichen Lebensmitteln als mit Konzentraten, z. B. aus Kleie, aufzunehmen.

2.4.3.2. *Wie steht es um die Umweltbelastung der Lebensmittel?*

In Presse, Rundfunk und Fernsehen gibt es verschiedentlich Berichte über Gesundheitsgefahren durch Schadstoffe und andere Fremdstoffe in Lebensmitteln. Manche Leute glauben sogar, daß eine gesunde Ernährung mit den heutigen Lebensmitteln kaum noch möglich wäre. Glücklicherweise ist jedoch die tatsächliche Qualität unserer Lebensmittel in den allermeisten Fällen besser als von vielen vermutet.

So herrscht z. B. vielfach Unsicherheit über die Qualität des **Trinkwassers.** Dies kommt u. a. dadurch zustande, daß die gesetzlich festgelegten Höchstwerte für Nitrat in Trinkwasser (50 mg Nitrat pro Liter) mit den Höchstwerten für Nitrat in abgepackten Mineralwässern, die sich für die Säuglingsernährung eignen (10 mg Nitrat pro Liter), verwechselt werden. In Deutschland werden fast überall im Trinkwasser aus dem öffentlichen Leitungsnetz die gesetzlichen Höchstgrenzen für Nitrat unterschritten. Ausnahmen gibt es am ehesten bei Wasserversorgung aus Einzelbrunnen und in ländlichen Gebieten. Den meisten Menschen ist nicht bekannt, daß Trinkwasser das am besten kontrollierte Lebensmittel ist. Von den Wasserwerken wird regelmäßig überprüft, ob die hohen Qualitätsnormen der Trinkwasser-Verordnung auch eingehalten werden. Trinkwasser ist deshalb ein gesunder Durstlöscher, der zudem billig und überall verfügbar ist.

Fleisch gerät ab und zu in die Diskussion, weil z. B. Rückstände von Tierarzneimitteln oder Hormonen gefunden wurden. Dies ist fast immer darauf zurückzuführen, daß die vorgeschriebenen Wartezeiten zwischen dem Einsatz der pharmazeutischen Mittel und der Schlachtung nicht eingehalten wurden. Bei den bisher festgestellten Rückstandsmengen bestand aber noch niemals Anlaß dazu, eine echte Gesundheitsgefährdung des Menschen anzunehmen. Von weitaus größerer gesundheitlicher Bedeutung als eventuelle Rückstände ist der hygienische Umgang mit Fleisch und Fleischprodukten. Im Haushalt muß darauf geachtet werden, daß Fleisch vor dem Verzehr immer durchgebraten wird, denn dadurch werden Salmonellen oder andere Krankheitserreger mit Sicherheit abgetötet. Auftauwasser von gefrorenem Fleisch, insbesondere von Geflügel, darf nicht mit anderen Lebensmitteln in Berührung kommen und mit Fleischsaft verschmutzte Küchengeräte müssen gründlich mit heißem Wasser gereinigt werden, bevor sie wieder verwendet werden. **BSE** (Bovine spongiforme Enzephalopathie) ist bisher vorwiegend bei britischen Rindern aufgetreten. Als Vorsichtsmaßnahme sollte nur deutsches Rindfleisch verzehrt werden. Wenn jemand ganz auf den Verzehr von Rindfleisch verzichten möchte, kann er sich, ohne einen Nährstoffmangel befürchten zu müssen, auf Schweine- und Geflügelfleisch beschränken.

Eier sollten immer frisch verwendet und vor dem Verzehr unbedingt vollständig durchgekocht bzw. durchgebraten werden, um eventuell vorhandene Salmonellen sicher abzutöten, d. h. Eiweiß und Dotter müssen fest sein.

Obst und **Gemüse** nehmen verschiedene Schadstoffe, z. B. Schwermetalle, Pestizide (Pflanzenschutzmittel) und Nitrat auf. Schwermetalle können über Staubniederschläge auf Pflanzen oder Früchte gelangen (z. B. Blei) oder über die Wurzeln in die Pflanzen aufgenommen werden (z. B. Cadmium). Seit der Einführung von bleifreiem Benzin ist die Belastung von Lebensmitteln mit Blei stark zurückgegangen. Durch gründliches Waschen und Abreiben von Obst und Gemüse kann man Verunreinigungen mit Blei noch weiter vermindern.

Für Rückstände von Pflanzenschutzmitteln in Lebensmitteln gibt es gesetzlich festgelegte Höchstmengen. Diese werden in der Regel nicht überschritten. Es empfiehlt sich, einheimische Obst- und Gemüsesorten zu bevorzugen, weil diese allgemein geringer belastet sind als importierte Produkte.

Ein hoher Gehalt von Nitrat in Gemüse und anderen Lebensmitteln ist unerwünscht, weil Nitrat von Bakterien, die sich auf den Lebensmitteln oder im Verdauungstrakt des Menschen befinden, zu Nitrit umgebaut werden kann. Aus Nitrit können unter bestimmten Bedingungen krebserregende Nitrosamine entstehen. Ein hohes Stickstoffangebot aus Kunstdünger oder natürlichem Dünger sowie geringe Sonneneinstrahlung im Winter oder im Gewächshaus begünstigen eine Anreicherung von Stickstoff und damit eine verstärkte Nitratbildung in der Pflanze. Um die Nitrataufnahme mit der Nahrung zu reduzieren, sollte man bevorzugt Freilandgemüse verwenden und auf Treibhausware möglichst verzichten. Außerdem ist es sinnvoll, bei Blattgemüse, wie Salaten, Spinat, Mangold, Wirsing und anderen Kohlsorten, die besonders nitratreichen Teile, wie Stiele, Strunk und äußere Blätter, zu entfernen.

▶ **Allgemein gilt:** Eine abwechslungsreiche Auswahl der Lebensmittel ist der beste Weg, eine hohe Belastung mit einzelnen Schadstoffen und damit möglicherweise verbundene Gefahren für die Gesundheit zu vermeiden.

2.4.3.3. *Wie ernährt man sich als Sportler richtig?*

Für die meisten jungen Leute, die Sport treiben, ist es selbstverständlich, daß sie regelmäßig trainieren müssen, um fit und leistungsfähig zu sein. Zur Förderung der sportlichen Leistungsfähigkeit ist aber auch eine richtige Ernährung wichtig. Ungeeignete Ernährung, z. B. eine extrem einseitige Lebensmittelauswahl, kann Kraft, Ausdauer und Konzentrationsfähigkeit erheblich beeinträchtigen. Wer intensiv trainiert, braucht für diese Zusatzleistung zusätzlich Energie (Kalorien) und Nährstoffe. Im Handel wird für die Ernährung von Sportlern eine Vielzahl von Präparaten, wie Eiweißpulver, Energie-Riegel, Elektrolytgetränke, Vitamin- und Mineralstoffpräparate, angeboten.

▶ Junge Leute, die Sport im normalen Rahmen als Freizeitsport oder üblichen Leistungssport betreiben, brauchen aber keinerlei besondere Nährstoffzulagen, also auch **keine speziellen Präparate**, um sich leistungsgerecht zu ernähren. Außerdem sind diese überflüssigen Präparate meist sehr teuer.

Die folgenden **Tips** zeigen, worauf ein Sportler bei seiner Ernährung besonders achten sollte:

- den zusätzlichen Bedarf an Energie, der durch den Sport bedingt ist, mit abwechslungsreicher Kost decken; dadurch wird automatisch auch der Zusatzbedarf an Nährstoffen gedeckt; die Optimierte Mischkost (siehe Abschnitt 2.4.1.) ist auch die richtige Sportlerernährung;
- als günstigste Energiequellen kohlenhydratreiche Lebensmittel, wie Vollkornbrot, Müsli, Kartoffeln, Vollkornreis und Vollkornnudeln, wählen; diese Lebensmittel enthalten außer Kohlenhydraten in Form von Stärke auch viele wichtige Nährstoffe; die Kohlenhydrate in Süßigkeiten und zuckerreichen Getränken bestehen dagegen hauptsächlich aus Zuckern, die rasch in das Blut gelangen und die Leistungsfähigkeit nur kurzfristig steigern, man wird dann bald wieder schlapp; außerdem enthalten zuckerreiche Lebensmittel keine nennenswerten Mengen anderer Nährstoffe;
- 5–6 Mahlzeiten über den Tag verteilen, damit der Körper gleichmäßig mit Energie und Nährstoffen versorgt wird; so bleibt der Sportler leistungsfähiger, als wenn er nur einzelne umfangreiche Mahlzeiten zu sich nimmt, die müde machen; sehr lange Pausen zwischen den Mahlzeiten mindern die Leistungsfähigkeit;
- viel trinken, um das beim Schwitzen verlorene Wasser und die darin enthaltenen Mineralstoffe (Elektrolyte) zu ersetzen; am besten kalorienfreie Durstlöscher wählen, wie Trinkwasser, Mineralwasser, Kräuter- oder Früchtetee oder kalorienarme Getränke, wie Saftschorle (mit Wasser verdünnter Fruchtsaft aus 1 Teil Saft und 3–5 Teilen Wasser); käufliche sogenannte isotonische Getränke, die meist Zuckerzusätze enthalten, bieten als Durstlöscher und zum Ausgleich der Verluste von Mineralstoffen keine Vorteile gegenüber den oben genannten Getränken.

2.4.3.4. *Was tun bei Übergewicht?*

Überflüssige Pfunde, die man mit sich herumschleppt, belasten Körper und Seele. Übergewicht, das schon in der Jugend angelegt wird, kann die Entstehung verschiedener Krankheiten im Erwachsenenalter, z. B. Bluthochdruck, Herz-Kreislauf-Erkrankungen und die Zuckerkrankheit (Diabetes mellitus), begünstigen. Eine exakte, für alle Personen gültige Grenze zwischen Normalgewicht und Übergewicht gibt es nicht. Das gilt vor allem für junge Menschen, die noch wachsen. Das für die Gesundheit günstigste Körpergewicht ist abhängig von Körpergröße und Körperbau sowie von Alter und Geschlecht. **Jeder Mensch ist anders.** Nicht alle müssen so aussehen wie die Models aus der Werbung oder aus Modezeitschriften. Zum Glück haben die meisten Menschen ein Gespür dafür, ob sie zu viel, zu wenig oder genau das Richtige wiegen.

Übergewicht kommt nicht von heute auf morgen — es entsteht langsam und anfangs meist unbemerkt. Die Ursachen können von Person zu Person verschieden sein: der eine hat über lange Zeit unbemerkt zuviel gegessen, ein anderer hat sich an falsches Essen gewöhnt und wieder ein anderer ist vielleicht zu bequem und hat sich zu wenig körperlich betätigt. Wenn wirklich überflüssige Pfunde vorhanden sind, muß etwas dagegen getan werden. Hierbei dürfen aber keine Wunder durch radikale Diätmaßnahmen erwartet werden. Viel wichtiger sind Vernunft und Ausdauer beim Abnehmen.

▶ Das **Abnehmen** hat am ehesten den erwünschten, lang anhaltenden Erfolg, wenn es langsam geschieht. Ein realistisches und gesundheitlich unbedenkliches Ziel ist eine Gewichtsabnahme von etwa 500 g pro Woche. Extrem einseitige Schlankheitsdiäten oder radikale Hungerkuren bringen zwar oft rasche Erfolge, diese halten aber meist nicht lange an. Nach der „erfolgreichen" Gewaltkur fällt man leicht in die alten Eßgewohnheiten zurück und die mühsam abgehungerten Pfunde sind schnell wieder „drauf".

Verschiedene **Tips** erleichtern es, richtig und auf Dauer erfolgreich abzunehmen:

● die Energiezufuhr (Kalorien) nur mäßig einschränken, z. B. auf 1500 – 1800 Kalorien pro Tag; nicht unter 1000 Kalorien pro Tag kommen, weil bei so niedriger Energiezufuhr die Gefahr besteht, daß nicht genügend Vitamine und Mineralstoffe aufgenommen werden, die man aber auch beim Abnehmen braucht; starkes Hungern vermeiden, damit neben dem erwünschten Abbau der Fettpolster nicht auch ein unerwünschter Abbau von Körpereiweiß, z. B. in Muskeln und Organen, stattfindet;

● die Kost zum Abnehmen (Reduktions-Kost) abwechslungsreich gestalten − sie soll ja auf lange Zeit eingehalten werden; aus den verschiedenen Lebensmittelgruppen bevorzugt kalorienarme Produkte auswählen, z. B. fettarme Milch, magere Wurst (siehe Tabelle 5, S. 49) und mageren Käse;

● die Optimierte Mischkost zur Orientierung für die Ernährung beim Abnehmen heranziehen (siehe Abschnitt 2.4.1.); bei Beschränkung auf die empfohlenen Lebensmittel mit hohem Nährstoffgehalt und Einschränkung der geduldeten Lebensmittel, die viel Energie, aber wenig Nährstoffe enthalten, kann man gesund abnehmen; spezielle Diätprodukte oder angereicherte Lebensmittel sind bei einer Reduktions-Kost auf Basis der Optimierten Mischkost überflüssig;

● reichlich trinken, mindestens $1^1/_2 - 2$ Liter pro Tag; möglichst kalorienfreie Getränke, wie Trinkwasser, Mineralwasser und ungesüßte Tees, wählen;

● mehrere kleine Mahlzeiten, mindestens 5, über den Tag verteilen; damit wird der Körper auch bei verringerter Nahrungszufuhr gleichmäßig mit Nährstoffen versorgt; so wird starker Hunger meist vermieden, der leicht dazu führt, daß man mehr ißt als geplant war;

- anfangs ein Ernährungsprotokoll führen, d. h. mehrere Tage alles aufschreiben, was man gegessen und getrunken hat; Snacks und Getränke, die z. B. vor dem Fernseher oder in der Gesellschaft mit Freunden verzehrt werden, nicht vergessen; ungünstige Ernährungsgewohnheiten werden einem meist erst durch Aufschreiben bewußt;
- neben der Änderung der Ernährungsgewohnheiten unbedingt auch mehr für die körperliche Bewegung tun, am besten regelmäßig Sport treiben; Leistungssport ist hierfür aber nicht notwendig, besser ist es, einen Freizeitsport zu wählen, der Spaß macht!

2.4.3.5. *Was versteht man unter Magersucht und Bulimie?*

Magersucht (Anorexie) und Eß-Brech-Sucht (Bulimie) sind Eßstörungen, die bei manchen Mädchen im Pubertätsalter und jungen Frauen beobachtet werden. Aber auch Jungen sind davon betroffen. Häufig werden die Eßstörungen durch psychische Probleme ausgelöst.

An **Magersucht** erkrankte junge Leute essen extrem wenig; sie verlieren dementsprechend extrem an Gewicht, unter Umständen bis hin zu lebensbedrohlichen Mangelzuständen. Hinter dem Bestreben abzunehmen, steht häufig der Wunsch, eine superschlanke Figur zu erreichen oder das Erwachsenwerden hinauszuzögern. Oft haben Magersüchtige von sich ein falsches Körperbild; sie fühlen sich zu dick, obwohl sie schlank oder gar dünn sind.

Eß-Brech-Sucht kommt bei Personen vor, die panische Angst haben, zuzunehmen. Sie fallen durch ihre äußere Erscheinung nicht auf, da sie meist normalgewichtig sind. Charakteristisch für die Eß-Brech-Sucht ist eine Aufeinanderfolge von Heißhungerattacken, in denen riesige Kalorienmengen verschlungen werden, und anschließendem selbst ausgelöstem Erbrechen. Wenn zusätzlich noch Abführmittel eingenommen werden, wird die Gesundheit noch weiter gefährdet.

▶ Magersüchtige und Bulimiekranke benötigen unbedingt psychologische und ärztliche **Hilfe**, um die Krankheit erkennen und bewältigen zu können. Zur weiteren Unterstützung gibt es fast in jeder größeren Stadt Selbsthilfegruppen, die den wichtigen Kontakt mit anderen Betroffenen erleichtern.

2.5. *Ernährungshinweise für Schwangere*

2.5.1. *Grundlagen*

Während der Schwangerschaft erlebt die Mutter tiefgreifende Veränderungen in ihrem Körper. Dabei spielt die Neubildung von Gewebe bei Mutter und Kind eine wichtige Rolle. Aufgrund der zunehmenden Ansprüche des rasch wachsenden Kindes müssen in dieser Zeit spezifische Anforderungen an die Energie- und Nährstoffzufuhr erfüllt werden. Eine ausgewogene Ernährung ist für die Entwicklung des Kindes und auch für die Gesundheit der Mutter von entscheidender Bedeutung.

Eine gesunde, ausgewogene Ernährung ist nicht nur während der Schwangerschaft, sondern auch schon vor der Schwangerschaft wichtig. Die Schwangerschaft sollte möglichst mit gefüllten Nährstoffspeichern im Körper und ohne Defizite beginnen.

Für die Ernährung der Schwangeren gelten, abgesehen von wenigen Besonderheiten, die gleichen Empfehlungen wie für die nicht schwangere Frau. Grundlage der Ernährung ist die **Optimierte Mischkost** (siehe Abschnitt 2.1. und 2.2.). Im folgenden wird gezeigt, wie man mit der Optimierten Mischkost unter Berücksichtigung der heute bekannten, besonderen Erfordernisse der Schwangerschaft die Ernährung so gestalten kann, daß Mutter und Kind alles bekommen, was sie brauchen.

2.5.2. *Spezielle Erfordernisse*

Der **Bedarf an Energie** (Kalorien bzw. Joule) steigt in den ersten Schwangerschaftsmonaten praktisch nicht an und ist auch später nur wenig erhöht. Meist geht nämlich mit Fortschreiten der Schwangerschaft die körperliche Aktivität zurück. In der 2. Schwangerschaftshälfte werden etwa 100 – 200 Kilokalorien (kcal) pro Tag zusätzlich benötigt. Lebensmittel-Vorschläge zur Deckung des Grundbedarfs an Energie und Nährstoffen und Vorschläge für die benötigten Lebensmittelzulagen aufgrund der Schwangerschaft finden sich in Tabelle 18.

Die wünschenswerte **Gewichtszunahme** in der Schwangerschaft hängt vom Ausgangsgewicht ab. In den meisten Fällen ist eine Gewichtszunahme von etwa 11 – 16 kg richtig. Das Gewicht sollte regelmäßig vom Frauenarzt überprüft werden.

▶ Wesentlich stärker als der Energiebedarf steigt im Laufe der Schwangerschaft der **Bedarf an lebenswichtigen Vitaminen und Mineralstoffen**. Deshalb sollte verstärkt auf die Auswahl von Lebensmitteln geachtet werden, die reich sind an Nährstoffen, aber nur wenig Energie (Kalorien) enthalten. Das sind z. B. Gemüse, Obst, Kartoffeln und Vollkornprodukte. Fett- und zuckerreiche Lebensmittel sind ungeeignet, da sie viel Energie und oft nur sehr wenig Nährstoffe enthalten. Bei vielseitiger Auswahl der gebräuchlichen Lebensmittel (siehe Tabelle 18 und Abschnitt 2.5.3.) und bei nähr-

Tabelle 18: Empfehlenswerte Lebensmittelverzehrsmengen für Schwangere

Grundbedarf: etwa 2 000 Kilokalorien pro Tag			
Empfohlene Lebensmittel			
Lebensmittel (Menge)	**Beispiele**	**Lebensmittel (Menge)**	**Beispiele**
Brot, Getreide (-flocken) (280 g/Tag)	2 Scheiben Vollkornbrot (100 g) und 1 Vollkornbrötchen (60 g) und 6 EL Müsli (120 g)	**Milch, Milchprodukte*** (450 ml/Tag)	1/2 Glas Milch (100 ml) und 1 Becher Joghurt (150 ml) und 1 Scheibe Schnittkäse (30 g)
Kartoffeln, Reis, Nudeln (200 g/Tag)	2 1/2 mittelgroße Kartoffeln oder 1 große Portion gekochter Reis oder 1 große Portion gekochte Nudeln	**Fleisch, Wurst** (90 g/Tag)	1 kleine Frikadelle (90 g) oder 3 Scheiben Frischwurstaufschnitt (90 g)
Gemüse, Salat (250 g/Tag)	1 Paprikaschote (150 g) und 2 kleine Möhren (100 g)	**Fisch**	1 Portion magerer Seefisch (200 g) und 1 Portion fetter Seefisch (100 g) pro Woche
Obst (250 g/Tag)	1 Apfel (150 g) und 1 Banane (100 g)	**Eier**	2 – 3 Stück/Woche
Getränke	mindestens 1 1/2 Liter pro Tag	**Margarine, Öl, Butter** (30 g/Tag)	1 TL Margarine und 2 EL Öl

Tägliche Lebensmittelzulagen für Schwangere: etwa 200 Kilokalorien pro Tag aus den 3 Vorschlägen abwechselnd auswählen				
Müsli	**oder**	**belegtes Brot**	**oder**	**Gemüse-Beilage**
1 1/2 Becher Joghurt 1 1/2 EL Haferflocken 1/2 Apfelsine, einige Nüsse		1 Sch. Vollkornbrot 1 TL Margarine 1 Sch. Käse		1 TL Margarine/Öl 2 Kartoffeln 3 EL Gemüse

Geduldete Lebensmittel	
Lebensmittel	**Mengenbeispiele**
Kuchen, Süßigkeiten (1mal/Tag)	1 kleines Stück Obstkuchen oder 4 Vollkornkekse oder 2 Riegel Schokolade oder 2 Kugeln Eiscreme

* 100 ml Milch entsprechen im Kalziumgehalt etwa 15 g Schnittkäse oder etwa 30 g Weichkäse

Abkürzungen siehe Einbandinnenseite

wertschonender Zubereitung sind in der Regel während der Schwangerschaft keine speziellen Nährstoffzulagen erforderlich. Diese sollten nur in Absprache mit dem Frauenarzt genommen werden.

Auch mit einer **vegetarischen Ernährung**, die Milch und Milchprodukte enthält, ist eine bedarfsgerechte Ernährung während der Schwangerschaft möglich. Dabei werden jedoch besondere Anforderungen an die Auswahl der Lebensmittel und die Zusammensetzung der Mahlzeiten gestellt. Bei einer streng vegetarischen Ernährung, d. h. dem gänzlichen Verzicht auf tierische Lebensmittel, besteht insbesondere bei Vitamin B_{12}, Kalzium und Eisen die große Gefahr einer Unterversorgung. Streng vegetarische Ernährung ist deshalb für Schwangere unter keinen Umständen geeignet (siehe Abschnitt 5.).

▶ Bei jeglicher Form einer erforderlichen **Diät** in der Schwangerschaft, z. B. bei Diabetes, zur Entwässerung oder zur Gewichtsreduktion, muß der Arzt um Rat gefragt werden.

Wichtig ist es, **häufige, kleine Mahlzeiten** gleichmäßig über den Tag verteilt einzunehmen. Mit 5 – 6 kleineren Mahlzeiten am Tag wird der Organismus der Mutter und damit das Kind gleichmäßig mit Nährstoffen versorgt. Auch ein Völlegefühl wird bei einer solchen Mahlzeitenverteilung leichter vermieden. Also: Ausreichend frühstücken! Zwischenmahlzeiten nicht vergessen! Eine tägliche warme Mahlzeit mit Kartoffeln, Gemüse oder Salat und Fleisch (etwa 3mal pro Woche), Fisch (2mal pro Woche) oder (soweit diese vertragen werden) Vollkorngetreide bzw. Hülsenfrüchten ist eine wichtige Voraussetzung für eine ausgewogene Ernährung. Je nach Gewohnheit oder Berufstätigkeit kann die warme Mahlzeit mittags oder abends eingenommen werden.

Der **Jodbedarf** steigt während der Schwangerschaft an. Eine ausreichende Jodversorgung ist nicht nur für die Gesundheit der Mutter, sondern auch für die Gesundheit des Kindes wichtig. Zur Verbesserung der Jodzufuhr durch Lebensmittel sollte jodiertes Speisesalz verwendet sowie regelmäßig Seefisch, z. B. Seelachs, Schellfisch und Kabeljau, und täglich Milch verzehrt werden. Beim Bäcker und Metzger sollte stets nach Produkten mit Jodsalz gefragt werden. Bei Fertiggerichten gibt die Zutatenliste Auskunft darüber, ob Jodsalz enthalten ist. Ist bei der Schwangeren oder ihren Blutsverwandten eine vergrößerte Schilddrüse (Kropf) nachgewiesen, so empfiehlt es sich, vorsichtshalber, nach Rücksprache mit dem Frauenarzt, während der Schwangerschaft und Stillzeit den vermehrten Jodbedarf durch Jodtabletten, die (150 –) 200 µg Jod pro Tag liefern, zu decken.

Mit **Kochsalz** sollte sparsam umgegangen werden. Manche Frauen neigen während der Schwangerschaft zu Wasseransammlungen im Gewebe. Salz bindet Wasser im Körper. Deshalb sollte das jodierte Speisesalz sehr sparsam verwendet werden. Auch eine relativ salzarme Kost kann sehr gut schmecken, wenn sie mit frischen Küchenkräutern angereichert wird.

Die **Trinkmenge** sollte täglich mindestens 1,5 l betragen. Empfehlenswert sind alle kalorienfreien Getränke, wie Trinkwasser, Mineralwasser und ungesüßter Früchte- oder Kräutertee. Bei Neigung zu Ödemen sollte der Frauenarzt bezüglich der Trinkmenge um Rat gefragt werden.

▶ Auf **Genußmittel** sollte in der Schwangerschaft möglichst verzichtet werden. Größere Mengen von starkem Kaffee, starkem Schwarztee und Colagetränken sollten vermieden werden. 2 – 3 Tassen Kaffee oder Tee pro Tag gelten nach derzeitigem Wissensstand als unbedenklich. Auf Alkohol sollte in der Schwangerschaft ganz verzichtet werden. Auch das Rauchen sollten beide Eltern während der Schwangerschaft einstellen, denn jede (und sei es auch nur in der Umgebung der Schwangeren gerauchte) Zigarette schadet dem Kind.

Der während der Schwangerschaft häufig auftretenden **Verstopfung** kann durch Bevorzugung ballaststoffreicher Lebensmittel vorgebeugt werden. Weißbrot und Brötchen sollten gegen Vollkornprodukte ausgetauscht und häufig Müsli aus Getreideflocken sowie viel Gemüse, Salat und Hülsenfrüchte (falls vertragen) gegessen werden.

Viele Frauen leiden besonders am Anfang der Schwangerschaft unter **Übelkeit und Erbrechen**. Diese Beschwerden sind auf die hormonelle Umstellung des Stoffwechsels zurückzuführen, sie verschwinden in der Regel nach ein paar Wochen. Oft hilft es schon, morgens im Bett vor dem Aufstehen etwas zu trinken, z. B. Tee oder Milch, oder eine Kleinigkeit zu essen, z. B. Zwieback oder Brot. Andernfalls sollte der Frauenarzt um Rat gefragt werden.

2.5.3. *Auswahl der Lebensmittel*

2.5.3.1. *Pflanzliche Lebensmittel: reichlich*

Brot und Getreideprodukte in Form von Vollkornmehl, Mehl mit hoher Typenzahl, z. B. Weizenmehl Type 1050, Vollkornbrot, Knäckebrot und Getreideflocken, z. B. Haferflocken, liefern neben Kohlenhydraten in Form von Stärke auch reichlich Mineralstoffe, Vitamine, z. B. B_1, B_2, B_6 und E, sowie Ballaststoffe aus den Randschichten und dem Keimling des Getreidekorns. Mindestens die Hälfte der täglichen Getreidemenge in Brot oder Müsli sollte deshalb aus Vollkornprodukten bestehen. Das Müsli sollte aus Getreideflocken, Milch oder Joghurt und Frischobst selbst zusammengestellt werden, da Fertigmüslis und Frühstücksflocken oft hohe Zuckerzusätze enthalten.

Kartoffeln sind ein wertvolles Lebensmittel. Sie enthalten insbesondere Mineralstoffe, die Vitamine B_1, B_6 und C sowie Ballaststoffe. Deshalb sollten Schwangere regelmäßig Kartoffeln verzehren, z. B. als frisch gekochte Pellkartoffeln oder als Püree, das aus frisch gekochten Kartoffeln selbst zubereitet wird.

Die Kartoffeln können je nach Geschmack durch **Naturreis** (ungeschält) oder **Vollkornteigwaren** ersetzt werden. Diese enthalten mehr wertvolle Inhaltsstoffe als geschälter Reis oder Nudeln aus Weißmehl.

Gemüse und Obst liefern vor allem Vitamine, z. B. Vitamin A (in Form der Vorstufe Carotin), Vitamin C und Folsäure, sowie Ballaststoffe. Sie sollten im täglichen Speiseplan nicht fehlen. Am besten ist es, inländische Frischware entsprechend der Jahreszeit oder Tiefkühlware (ohne Zusätze von Sahne, Mehl und Gewürzen) zu verwenden. Das in der Schwangerschaft besonders wichtige Vitamin Folsäure ist ebenso wie Vitamin C sehr hitzeempfindlich. Deshalb sollte täglich Rohkost gegessen werden. Eine besonders nährstoffschonende Garmethode von Gemüse ist das Dünsten in wenig Wasser. Günstige Quellen für Vitamin C und Folsäure sind insbesondere Beerenobst (im Sommer), Zitrusfrüchte (im Winter) und Kiwi. Frischobst ist als Zwischenmahlzeit ideal. Karotten sollten zur besseren Ausnutzung der Carotine mit etwas Fett gedünstet werden.

Hülsenfrüchte sind reich an wertvollen Nährstoffen und Ballaststoffen. Falls Hülsenfrüchte ohne Blähungen auszulösen vertragen werden, sollten sie auch in der Schwangerschaft etwa 1mal pro Woche im Speiseplan stehen.

Als **Säfte** sollten nach Möglichkeit „reine" Fruchtsäfte mit einem Fruchtgehalt von 100% ausgewählt werden. 1–2 Gläser Vitamin C-reicher Fruchtsaft, z. B. Orangensaft, reichen pro Tag aus. Fruchtsaftgetränke und Fruchtnektare sind weniger günstig, da sie Zuckerzusätze enthalten.

2.5.3.2. *Tierische Lebensmittel: mäßig*

Milch und Milchprodukte sind unerläßlich als Lieferanten für Kalzium, das für den Knochenaufbau unentbehrlich ist. Darüber hinaus ist diese Lebensmittelgruppe wichtig für die Versorgung mit Eiweiß, Phosphor, Magnesium, Zink, Jod und den Vitaminen A, B_1, B_2 und B_{12}. Milch und Milchprodukte sollten deshalb in der täglichen Ernährung in der Schwangerschaft nicht fehlen. Da die Ernährung möglichst fettarm sein soll, ist es sinnvoll, bei Trinkmilch, Joghurt und Dickmilch teilentrahmte Produkte mit 1,5% Fett auszuwählen. Bei Abneigung gegen Trinkmilch und Joghurt kann die Versorgung mit Kalzium durch Käse gesichert werden. 100 ml Milch oder Joghurt entsprechen im Kalziumgehalt etwa 15 g Schnittkäse, z. B. Gouda oder Edamer, oder 30 g Weichkäse, z. B. Camembert oder Brie.

Listerien sind Erreger einer seltenen bakteriellen Erkrankung, die insbesondere durch den Genuß von bestimmten Milchprodukten auf den Menschen und über die Mutter auch auf das ungeborene Kind übertragen werden können. Zur Vermeidung einer für das Ungeborene gefährlichen Ansteckung mit Listerien sollten Schwangere auf den Verzehr von Rohmilch und Rohmilchprodukten, also auch Käse aus Rohmilch, verzichten. Hart- und Schnittkäse aus Rohmilch bilden eine Ausnahme: sie können auch während der Schwangerschaft unbedenklich verzehrt werden.

Mageres **Fleisch** enthält insbesondere hochwertiges Eiweiß, gut ausnutzbares Eisen und Zink sowie Vitamin B$_{12}$. Am besten wird im Wechsel mageres Fleisch vom Schwein (reich an Vitamin B$_1$), Rind (reich an Zink) und Geflügel gewählt. Fleisch sollte möglichst unpaniert zubereitet werden, da die Panade viel Fett aufnimmt.

Auch Wurst- und Fleischwaren sollten möglichst mager sein. In Frage kommen z. B. Brühwurst (Frischwurstaufschnitt), Corned Beef, magerer Bratenaufschnitt und Schinken ohne Fettrand (siehe Tabelle 5, S. 49).

Durch den Verzehr von rohem Fleisch kann **Toxoplasmose**, eine gefährliche parasitäre Erkrankung, auf den Menschen übertragen werden und zu schweren Schäden beim ungeborenen Kind führen. Schwangere sollten deshalb auf den Verzehr von Rohwurst, z. B. Salami, Mettwurst und Teewurst, sowie Tatar verzichten und darauf achten, daß Fleisch immer gut durchgebraten ist.

In **Leber** wurden in jüngster Zeit, als Folge einer veränderten Fütterung vieler Tiere, stark erhöhte Konzentrationen von Vitamin A festgestellt. Bei wiederholter Aufnahme großer Mengen von Vitamin A sind Schädigungen des Kindes besonders in der Frühschwangerschaft möglich. Eine Portion Leber enthält in der Regel mehr als das 5–10fache der duldbaren Menge an Vitamin A. Deshalb sollten Schwangere vorsichtshalber auf den Verzehr von Leber verzichten. Durch andere Lebensmittel sind Überschreitungen der zulässigen Vitamin A-Mengen nicht zu befürchten.

Magere **Seefische**, vor allem Seelachs, Kabeljau und Schellfisch, frisch oder gefroren, sind wichtige Nahrungsquellen für Jod. Deshalb sollte 1mal pro Woche eine Mahlzeit mit magerem Seefisch im Speiseplan enthalten sein. Fettreiche Seefische, wie Hering und Makrele, enthalten größere Mengen an mehrfach ungesättigten, langkettigen Fettsäuren, die für die Entwicklung des Kindes wichtig sind. Deshalb ist es besonders in der Schwangerschaft empfehlenswert, auch fettreichen Seefisch etwa 1mal pro Woche zu verzehren.

Der Verzehr von **Eiern** sollte im Rahmen einer ausgewogenen Ernährung auf 2–3 Eier pro Woche beschränkt werden. Da Eier manchmal Salmonellen enthalten, sollten Eier unbedingt kühl gelagert, gut durchgebraten bzw. durchgekocht und nach der Zubereitung sofort verzehrt werden.

2.5.3.3. *Fettreiche Lebensmittel: sparsam*

Um einen unerwünscht hohen Fettverzehr zu vermeiden, sollten möglichst wenig tierische Fette verwendet werden. Der Genuß von Speisen, in denen große Mengen an Fett versteckt sind, z. B. Wurst, Sahne, fetter Käse, Mayonnaise, fritierte Speisen, sollte energisch eingeschränkt werden. Auch manche Kuchen und Gebäcke, z. B. aus Blätter-, Plunder- und Mürbeteig, und Süßigkeiten, besonders Schokolade, enthalten viel versteckte Fette. Diese unsichtbaren Fette enthalten viel gesättigte Fettsäuren und können dadurch zu Fettstoffwechselstörungen beitragen. Auch Butter sollte sparsam verwendet werden.

Die Fettzufuhr erfolgt besser über Pflanzenfette in Form von Speiseöl und Pflanzenmargarine. Pflanzenfette enthalten wertvolle ungesättigte Fettsäuren, wie Linolsäure und Ölsäure, sowie fettlösliche Vitamine. Empfehlenswert ist die Verwendung von Sojaöl, Maiskeimöl, Sonnenblumenöl, Olivenöl und Sonnenblumenmargarine, nicht aber Kokosfett. Spezielle Diätfette sind nicht erforderlich.

2.5.3.4. *Geduldete Lebensmittel*

Süßigkeiten, Kuchen und Eiscreme enthalten viel unerwünschte Kalorien aus Feinmehl, Zucker und Fett, aber nur wenig oder gar keine wertvollen Nährstoffe. Während der Schwangerschaft sollte aber besonders auf mineralstoff- und vitaminreiche Lebensmittel geachtet werden. Anstelle von Süßigkeiten sind für den Verzehr „zwischendurch" besser Frischobst, Fruchtsaft, 1 Glas Milch oder 1 kleine Portion Müsli geeignet. Bei Gebäck sollten Produkte aus Vollkornmehl und aus fettarmem Biskuit- oder Hefeteig ausgewählt werden. Auch ein selbstgekochter, nur leicht gesüßter Pudding, eventuell mit Frischobst, kann den „Süßhunger" stillen.

2.6. *Ernährungshinweise für Stillende*

2.6.1. *Grundlagen*

Durch die Abgabe von Muttermilch verliert die stillende Mutter Nährstoffe, die sie durch ihre Ernährung wieder ersetzen muß. Deshalb liegt der Energie- und Nährstoffbedarf der Stillenden im allgemeinen über dem der schwangeren Frau.

Eine starke Mangelernährung kann zum Rückgang der Muttermilchmenge führen. Deshalb sollte auf eine ausreichende Energiezufuhr geachtet werden. Einseitige Kost kann bei manchen Nährstoffen, z. B. Vitaminen und Fettsäuren, zu einer Veränderung des Gehaltes in der Muttermilch führen. Andere Nährstoffe, z. B. Mineralstoffe und Eiweiß, werden in relativ gleichbleibenden Mengen in die Muttermilch abgegeben, was bei unzureichender Versorgung der Mutter auf Kosten ihrer Gesundheit geht. Deshalb ist es wichtig für Mutter und Kind, daß die stillende Mutter eine ausreichende und ausgewogene Kost zu sich nimmt.

2.6.2. Mehrbedarf in der Stillzeit

In der Stillzeit besteht im Durchschnitt ein Mehrbedarf von etwa 530 Kilokalorien (kcal) pro Tag. Der bei der einzelnen stillenden Mutter sich ergebende Mehrbedarf läßt sich allerdings nicht genau berechnen. Die Stillende kann aber sicher sein, daß ihr Energiebedarf gedeckt wird, wenn während der Stillzeit ihr Körpergewicht konstant bleibt.

Tabelle 19: Empfehlenswerte Lebensmittelzulagen für Stillende: zusammen etwa 530 Kilokalorien pro Tag (Grundbedarf siehe Tabelle 18)

Lebensmittelgruppe	Zulage pro Tag	Mengenbeispiele	
Brot, Getreide(-flocken)	60 g	1 Sch. Brot	40−50 g
		1 Brötchen	50 g
		1 EL Getreideflocken	10 g
Kartoffeln, Reis, Nudeln	40 g	1 kl. Kartoffel	40−50 g
		1 EL Reis/Nudeln (gekocht)	20 g
Gemüse	150 g	1 EL Gemüse, gekocht	30 g
Obst	100 g	1 kl. Apfel	100 g
		1 Banane ohne Schale	100 g
		1 mittelgr. Pfirsich	100 g
Milch, Milchprodukte*	250 g/ml	1 Tasse Milch	150 ml
		1 Sch. Schnittkäse	30 g
Fleisch, Wurst	40 g	1 kl. Schnitzel	100 g
		1 mittelgr. Frikadelle	100 g
		1 Sch. Wurst	25−30 g
Getränke (energiefrei)	1/2 Liter		

* 100 ml Milch entsprechen im Kalziumgehalt etwa 15 g Schnittkäse oder etwa 30 g Weichkäse

Abkürzungen siehe Einbandinnenseite

Tabelle 18 (S. 99) zeigt die durchschnittlichen Verzehrsmengen der Lebensmittel, die zur Deckung des Grundbedarfs an Energie und Nährstoffen für Frauen erforderlich sind. Grundlage der Kost ist die Optimierte Mischkost (siehe Abschnitt 2.1 und 2.2.). In Tabelle 19 (S. 105) sind die durchschnittlichen Mengen der Lebensmittel angegeben, die die stillende Frau als tägliche Zulage benötigt, um ihren erhöhten Energie- und Nährstoffbedarf zu decken.

2.6.3. *Besondere Hinweise*

Häufig wird Stillenden empfohlen, den Verzehr von **Obst** einzuschränken. Dies beruht auf der Annahme, daß die Fruchtsäuren aus Obst, das die Mutter verzehrt, insbesondere aus Zitrusfrüchten, beim Säugling Wundsein verursachen könnten. Ein solcher Zusammenhang konnte in wissenschaftlichen Untersuchungen bisher jedoch nicht bestätigt werden. Allerdings berichten stillende Mütter in Einzelfällen über Besserung des Wundseins bei ihrem Säugling, nachdem sie bestimmte Obstsorten in ihrer Ernährung weggelassen hatten. Ein genereller Verzicht auf Obst oder bestimmte Obstsorten in der Stillzeit ist aber nicht sinnvoll. Obst liefert wertvolle Vitamine, z. B. Vitamin C in Zitrusfrüchten, und sollte im täglichen Speiseplan der stillenden Mutter nicht fehlen.

Auch der vermutete Zusammenhang zwischen dem Verzehr von **Hülsenfrüchten und bestimmten Gemüsesorten** durch die stillende Mutter und Blähungen des Säuglings beruht auf Erfahrungswerten mancher Betroffener und nicht auf wissenschaftlich abgesicherten Sachverhalten. Hat der Säugling Blähungen, kann ein Vermeiden von blähenden Lebensmitteln, wie Kohl, Hülsenfrüchten und Zwiebeln, unter Umständen sinnvoll sein. Dies muß im Einzelfall ausprobiert werden. Ein genereller Verzicht auf diese Lebensmittel in der Stillzeit ist aber nicht angezeigt.

Der Bedarf an **Flüssigkeit** ist in der Stillzeit erhöht. Mit der Muttermilch gibt die Mutter auch viel Wasser an ihr Kind ab. Beim Stillen sollten deshalb mindestens 2 Liter Flüssigkeit pro Tag getrunken werden. Empfehlenswert sind alle kalorienfreien Getränke, wie Trinkwasser, Mineralwasser sowie ungesüßter Kräuter- oder Früchtetee. Diese große Trinkmenge läßt sich leichter bewältigen, wenn ständig 1 Glas Wasser oder Tee in der Nähe steht, von dem die Mutter ohne zusätzlichen Aufwand immer wieder trinken kann.

Bei **Genußmitteln** ist in der Stillzeit besondere Vorsicht geboten. Wie schon während der Schwangerschaft, sollte die Mutter auch während der Stillzeit auf das Rauchen verzichten, da Nikotin in die Muttermilch übergeht. Noch schädlicher für das Kind kann jedoch passives Rauchen sein. In Gegenwart des Kindes sollten deshalb alle Personen auf das Rauchen verzichten. Gegen Kaffee und Schwarztee in Maßen (2 – 3 Tassen pro Tag) und gelegentliche geringe Mengen Alkohol, z. B. 1 Glas Wein, Bier oder Sekt, ist nichts einzuwenden. Es sollte aber bedacht werden, daß Alkohol und Koffein in die Muttermilch übergehen und deshalb beides soweit wie möglich vermieden werden sollte.

Wenn die Stillende **Medikamente** nehmen muß, sollte mit dem Arzt geklärt werden, daß nur solche Produkte gewählt werden, die nicht über die Muttermilch dem Kind schaden können.

3 Ernährung behinderter Kinder und Jugendlicher

3.1. Grundlagen

Die Empfehlungen für die Ernährung von behinderten Kindern und Jugendlichen wurden aus Erfahrungen abgeleitet, die vom Forschungsinstitut für Kinderernährung in einer bundesweiten **Studie bei behinderten Kindern und Jugendlichen in Vollzeiteinrichtungen** gesammelt wurden. Die Angaben berücksichtigen die allgemeinen und speziellen Ernährungserfordernisse Behinderter. Sie eignen sich für behinderte Kinder und Jugendliche in Teilzeit- und Vollzeiteinrichtungen und in der Familie.

▶ Die allgemeinen Ernährungsempfehlungen für behinderte Kinder und Jugendliche unterscheiden sich nur unwesentlich von den Ernährungsempfehlungen für nichtbehinderte Kinder und Jugendliche, die in der **Optimierten Mischkost** (siehe Abschnitte 2.1.–2.4.) verwirklicht werden. Die Vielfalt einzelner Behinderungsarten erfordert aber in jedem Fall eine individuelle Vorgehensweise bei der Ernährung. Dies gilt besonders für Schwerstbehinderte. Bei Vorliegen spezieller Eß- und Ernährungsprobleme, z. B. bei Kau- und Schluckproblemen, kann je nach Schweregrad der Behinderung der Einsatz besonderer Kost- und Zubereitungsformen unumgänglich sein.

Um die Fülle von Informationen in möglichst komprimierter Form darzustellen, werden die Empfehlungen im folgenden stichwortartig aufgeführt. Die einzelnen Abschnitte sind in sich abgeschlossen, so daß sie bei Interesse an Einzelfragen auch getrennt voneinander gelesen werden können. Dies führt allerdings bei manchen Angaben zu Wiederholungen.

Auf Mengenangaben wird im folgenden weitgehend verzichtet, da der individuelle Nahrungsbedarf von Kind zu Kind gerade bei Behinderten sehr unterschiedlich ist. Die täglich zu verzehrenden Nahrungsmengen müssen stets auf den Typ und Schweregrad der individuellen Behinderung abgestimmt werden. Zur Orientierung können die Anhaltswerte für altersgemäße Lebensmittelverzehrsmengen der Optimierten Mischkost herangezogen werden (siehe Tabelle 4, S. 41). Wichtig ist, daß die Grundregeln einer abwechslungsreichen und ausgewogenen Kost eingehalten werden.

3.2. Betreuungsumfeld

3.2.1. Familiäre Mahlzeitensituation

Wichtige Fördermaßnahmen:

- Mahlzeiten möglichst gemeinsam mit Eltern/Betreuern einnehmen;
- starke äußere Reize, z. B. hohen Geräuschpegel, vermeiden, um das Kind nicht abzulenken;
- ausreichend Zeit für die Mahlzeiten einplanen;
- Kinder an der Essensplanung und -zubereitung aktiv teilnehmen lassen.

3.2.2. Eßtherapie und Ernährungserziehung

Wichtige Fördermaßnahmen:

- Selbständigkeit beim Essen unterstützen;
- geeignetes Eßbesteck und Geschirr wählen, bei Bedarf speziell für Behinderte;
- angemessene Fütterpraktiken wählen, z. B. bequeme Stellung, aufrechte Körperhaltung des Kindes;
- beim Füttern schwerstbehinderter Kinder besondere Ausdauer aufbringen;
- bei Behinderten mit Breiernährung die Einführung fester Nahrungsmittel fördern, ggf. durch allmähliche Beimengung gröberer Nahrungspartikel zur Breikost;
- Nahrungsmittel nicht als Belohnung einsetzen;
- zur Motivationsförderung Lob aussprechen;
- Kinder dazu anhalten, alle angebotenen Mahlzeitenkomponenten zumindest zu probieren;
- abgelehnte Lebensmittel und Speisen nach einiger Zeit erneut anbieten;
- immer auf vorbildhaftes Verhalten von Eltern/Betreuern bei der gemeinsamen Einnahme der Mahlzeiten achten, d. h. die Grundregeln der gesunden Ernährung durch abwechslungsreiche Lebensmittelauswahl befolgen;
- negative Äußerungen über das angebotene Essen in Gegenwart der Kinder vermeiden.

3.3. Gestaltung der Mahlzeiten

3.3.1. Warme Mahlzeit

3.3.1.1. Kartoffeln, Nudeln, Reis

Lebensmittelauswahl und Angebot:

- nährstoffreiche Beilagen auswählen und etwa 5 – 6mal pro Woche anbieten, z. B. frischgekochte Kartoffeln (auch als Pellkartoffeln oder Kartoffelpüree) sowie Vollkornnudeln, Naturreis oder sonstige Getreidebeilagen, z. B. Hirse, Grünkern oder Buchweizen;
- weniger gesunde Beilagen, wie Nudeln aus Auszugsmehl, polierten Reis, Klöße, Kartoffelsalat mit Mayonnaise und in Fett gebackene Kartoffelprodukte (z. B. Pommes frites, Kroketten, Bratkartoffeln und Reibekuchen), nicht häufiger als etwa 1mal pro Woche anbieten.

Zubereitung:

- Kartoffelsalat anstatt mit Mayonnaise besser mit Marinaden aus Essig/Öl/Brühe bzw. Joghurt, Dickmilch oder saurer Sahne zubereiten.

3.3.1.2. Gemüse

Lebensmittelauswahl und Angebot:

- täglich Gemüse in der warmen Mahlzeit anbieten;
- frisches und tiefgekühltes Gemüse bevorzugen;
- auf Konservenprodukte einschließlich Sauergemüse weitgehend verzichten;
- nährstoffreiche Gemüsesorten wählen, z. B. Blumenkohl, Kohlrabi, Spinat, Paprika, Brokkoli, Fenchel, Möhren, Rosenkohl und Grünkohl;
- Gemüsesorten mit hohem Gehalt an Carotin, der Vorstufe von Vitamin A, mindestens 1mal pro Woche anbieten, z. B. Möhren (am besten zerkleinert, gekocht und mit Fettzusatz), ferner Spinat, Paprika, Fenchel, Brokkoli und Grünkohl;
- Hülsenfrüchte (Bohnen, Linsen, Erbsen) mindestens 1mal pro Woche in den Speiseplan einbauen und abwechslungsreich zubereiten, z. B. als Eintopf, Salat, Gemüsebeilage oder Bratling.

Zubereitung:

- Gemüse unmittelbar nach dem Waschen und Putzen in wenig Wasser bißfest kochen; nach dem Kochen ggf. eine kleine Menge Rohgemüse und frische oder tiefgekühlte Kräuter zur Verbesserung von Nährstoffgehalt und Geschmack des Essens zugeben;

- auf das Andicken von Gemüsegerichten weitgehend verzichten; andernfalls zum Andicken Vollkornmehl oder lösliche Haferflocken verwenden;
- dem Gemüse ggf. geringe Mengen Fett, z. B. Sonnenblumenmargarine oder Butter im Wechsel, zusetzen und möglichst auf die Zugabe von Speck und Schmalz verzichten.

3.3.1.3. Salat/Rohkost

Lebensmittelauswahl und Angebot:

- nährstoffreiche grüne Blattsalate wählen, z. B. Feldsalat, Endivie und Eisbergsalat; Möhren, Paprika, Kohlrabi, Tomaten, Salatgurken und geeignete Kohlsorten (z. B. Chinakohl) häufig in Form von Rohkost anbieten;
- Sauersalate, z. B. rote Bete und saure Gurken, nur selten anbieten, da ihr Nährwert gering ist.

Zubereitung:

- kindgerechte, nur leicht gesäuerte Marinaden aus Joghurt oder Dickmilch bevorzugen;
- fettreiche Salatsoßen auf der Grundlage von Mayonnaise oder Sahne vermeiden;
- Ölsorten mit einem hohen Anteil an ungesättigten Fettsäuren zur Zubereitung von Salatsoßen verwenden, z. B. Soja-, Sonnenblumen-, Maiskeim- oder je nach Geschmack Olivenöl;
- häufig frische oder tiefgekühlte Kräuter zusetzen.

3.3.1.4. Fleischgerichte

Lebensmittelauswahl und Angebot:

- Fleischgerichte höchstens 3–4mal pro Woche anbieten;
- Fleischportion als kleinere Beilage zugunsten der mengenmäßigen Hauptbestandteile Kartoffeln/Nudeln/Reis und Gemüse bzw. Salat einschränken;
- mageres Schweine- oder Rindfleisch und Geflügel sowie Rinderhackfleisch bzw. gemischtes Hackfleisch bevorzugen;
- fettreiche Fleisch- und Wurstspeisen, wie fettes Gulasch oder Kotelett, fetten Braten, Bauchfleisch, Eisbein, Bratwurst oder Mettwurst, nur selten anbieten.

Zubereitung:

- auf das Panieren von Fleischstücken weitgehend verzichten, da diese Gerichte fettreich sind;
- das Fleisch nicht stark bräunen, da dadurch der Geschmack nachhaltig beeinträchtigt wird und gesundheitsschädliche Stoffe entstehen können;
- zum Andicken von Fleischsoßen Vollkornmehl oder lösliche Haferflocken verwenden;
- auf die Zugabe von Speck oder Schmalz zu Fleischgerichten möglichst verzichten und stattdessen sparsam Sonnenblumenmargarine oder Pflanzenöl zusetzen.

3.3.1.5. *Fischgerichte*

Lebensmittelauswahl und Angebot:

- mindestens 1–2mal pro Woche ein Gericht aus Seefisch anbieten;
- jodreiche magere Seefische, wie Seelachs, Kabeljau, Scholle oder Schellfisch, bevorzugen;
- gelegentlich fettreiche Seefische, z. B. Makrele, wegen ihres Gehaltes an mehrfach ungesättigten omega-3-Fettsäuren anbieten;
- auf den Verzehr von Thunfisch wegen der hohen Schwermetallbelastung verzichten;
- das Angebot von Fischkonserven, z. B. Heringsprodukten, aufgrund des hohen Salzgehaltes und der häufig fettreichen Soßen einschränken.

Zubereitung:

- Fisch möglichst selten in panierter Form anbieten, da diese Gerichte fettreich sind;
- Fischfilet vorzugsweise dünsten und z. B. mit Kräuter- oder Tomatensoße anrichten;
- auf abwechslungsreiche Zubereitung achten, z. B. in Form von Fischragout oder Fischsalat;
- auf die Beigabe fettreicher Soßen, z. B. Remouladensoße, verzichten.

3.3.1.6. *Eigerichte*

Lebensmittelauswahl und Angebot:

- höchstens 1mal pro Woche ein Eigericht anbieten und nicht mehr als 1 Ei pro Kind und Mahlzeit verwenden;
- Gesamtverzehr von Eiern auf 2–3 Stück pro Kind und Woche beschränken; dazu zählen auch versteckte Eier bzw. Eigelbe, z. B. in pikanten und

süßen Torten, Kuchen, Mehlspeisen, Klößen, Aufläufen, Pfannkuchen, Eiernudeln, panierten Gerichten sowie Süßspeisen, wie Quarkspeisen, Milchreis oder Grießbrei.

Zubereitung:

- da Eier manchmal Salmonellen enthalten, nur frische bzw. kühl gelagerte Eier verwenden, die Eier gut durchbraten bzw. durchkochen, bis die Eimasse fest ist, und nach der Zubereitung sofort verzehren.

3.3.1.7. *Vegetarische Gerichte*

Lebensmittelauswahl und Angebot:

- mindestens 1mal pro Woche ein vegetarisches Gericht anbieten;
- als Grundlage z. B. Vollkorngetreide bzw. Kartoffeln und Gemüse oder Vollkorngetreide und Obst wählen;
- zur Verbesserung der schlechten Verfügbarkeit von Eisen aus Getreide möglichst Vitamin C-reiche Gemüsesorten, z. B. Paprika, Brokkoli, Blumenkohl, Kohlrabi oder Fenchel bzw. Vitamin C-reiche Obstsorten, z. B. Zitrusfrüchte, mit dem Getreide kombinieren;
- Lebensmittel zusammenstellen, die sich im Eiweißgehalt gut ergänzen und Ersatz für das wertvolle Fleischeiweiß liefern, z. B. Hülsenfrüchte mit Milch oder Eiern, Kartoffeln mit Milch oder Eiern sowie Getreide mit Milch oder Eiern;
- Fertigprodukte aus Sojaeiweiß vermeiden, da solche Produkte oft stark verarbeitet sind und die Ausnutzung von Eisen aus der Nahrung beeinträchtigen können.

Zubereitung:

- aus Vollkorngetreide, Kartoffeln und Gemüse abwechselnd pikante Aufläufe, Bratlinge, Pfannengerichte und Eintöpfe zubereiten;
- als süßes Hauptgericht z. B. einen Auflauf aus Haferflocken, Vollkorngrieß oder Vollkornmilchreis mit frischem Obst anbieten.

3.3.1.8. *Eintopfgerichte*

Lebensmittelauswahl und Angebot:

- mindestens 1mal wöchentlich ein Eintopfgericht anbieten;
- als Grundlage nährstoffreiche Lebensmittel, wie Hülsenfrüchte, Kartoffeln, Naturreis oder Vollkornnudeln, wählen;
- als Gemüsezugabe Möhren aufgrund ihres hohen Gehaltes an Carotin, der Vorstufe von Vitamin A, bevorzugen;

- auf Fleischeinlagen weitgehend verzichten oder magere Fleisch- und Wurstsorten, wie Brühwürstchen, gekochtes mageres Rindfleisch oder Hackfleischklößchen, statt fettreicher Einlagen, wie Bauchfleisch, Speck oder Mettwürstchen, wählen;
- als Beilage Vollkornbrötchen anstelle von Brötchen oder Brotsorten aus Auszugsmehl bevorzugen.

3.3.1.9. *Nachspeisen*

Lebensmittelauswahl und Angebot:

- Nachspeisen nicht täglich anbieten, da sonst von den wertvollen Hauptspeisen eventuell zu wenig gegessen wird;
- frisches Obst bevorzugen, z. B. Zitrusfrüchte, Kiwis, Beerenfrüchte, Pfirsiche, Aprikosen, Äpfel, Birnen und Bananen bzw. Obstsalat aus Frischobst mischen;
- auf Obstkonserven und Kompotte aufgrund der meist hohen Zuckerzusätze und der infolge der Erhitzung verminderten Vitamingehalte weitgehend verzichten;
- bei gesüßten Desserts nur kleine Portionen austeilen;
- bei Pudding bzw. Quarkspeisen anstelle von Fertigprodukten mit meist hohen Zuckerzusätzen besser selbstzubereitete Nachspeisen anbieten, die mit wenig Zucker und unter Zugabe von Hafer- oder anderen Getreideflocken sowie von Frischobst zubereitet sind;
- Angebot von handelsüblichem Fruchtjoghurt und ähnlichen gesüßten Sauermilchprodukten einschränken; statt dessen Naturjoghurt oder -dickmilch mit frischem Obst, ungezuckerter Müslimischung bzw. Getreideflocken und ggf. wenig Marmelade oder Kompott mischen oder Naturjoghurt mit gleichen Teilen Fruchtjoghurt verrühren;
- selbstzubereitete Nachspeisen auf der Basis von Vollkorngetreide anbieten, z. B. Milchreis aus Naturreis oder Pudding aus Vollkorngrieß, Hirse oder anderem Vollkorngetreide;
- auf Pudding oder Grütze auf Wasserbasis, z. B. Götterspeise, wegen der hohen Zuckerzusätze und geringen Nährstoffgehalte verzichten;
- Kuchen, Gebäck oder Süßigkeiten nur selten als Dessert anbieten.

3.3.2. *Frühstück und Abendmahlzeit*

3.3.2.1. *Brotmahlzeit*

Brot:

- Vollkornbrot und Vollkornbrötchen verschiedener Art bevorzugen und Brot bzw. Brötchen aus Auszugsmehl nur selten anbieten;

- Brotsorten mit Jodsalz bevorzugen bzw. beim Brotbacken Jodsalz verwenden;
- frisches Obst, insbesondere Zitrusfrüchte, reinen Orangensaft oder, besonders zum Abendessen, Gemüserohkost bzw. Salat zur Brotmahlzeit geben, da das in Obst und Gemüse enthaltene Vitamin C die Ausnutzung von Eisen aus Getreide verbessert.

Streichfett:

- Margarine und Butter, speziell beim Verzehr von Knäckebrot, sparsam verwenden;
- Sonnenblumenmargarine oder gelegentlich Butter wählen;
- Sonnenblumenmargarine ist vorteilhaft wegen ihres hohen Gehaltes an mehrfach ungesättigten Fettsäuren und Vitamin E;
- bei fettreichem Brotbelag, wie Streichwurst, Streichkäse oder Nuß-Nougat-Creme, kein Streichfett verwenden.

Brotaufstrich bzw. -belag:

- Brotaufstrich bzw. -belag sparsam verwenden;
- auf fettreiche Wurst- und Käsesorten, z.B. Salami, Mettwurst, Streichwurst, Doppelrahmfrischkäse, Käsesorten mit mehr als 50% Fett i.Tr., weitgehend verzichten;
- mageren Brotbelag bevorzugen, z.B. Schinken ohne Fettrand, Geflügelwurst, Corned Beef, Frischwurstaufschnitt, Schnittkäse mit höchstens 45% Fett i.Tr., mageren Weichkäse, Kräuterquark, Hüttenkäse, ggf. Schmelzkäse mit höchstens 45% Fett i.Tr.;
- süßen Brotaufstrich, wie Marmelade, Honig und Nuß-Nougat-Creme, sparsam verwenden und nur dann, wenn anschließend die Möglichkeit zum Zähneputzen besteht;
- als wünschenswerte Alternativen zu fettreichem oder süßem Brotaufstrich und -belag Gemüserohkost und Obst wählen, z.B. in Scheiben geschnittene Tomaten, Salatgurken, Radieschen, Äpfel oder Bananen;
- den Verzehr von fettreichen Salaten, wie Fleisch- oder Heringssalat mit Mayonnaise, weitgehend vermeiden;
- Eier zum Frühstück oder Abendessen nicht häufiger als 1mal pro Woche einplanen.

3.3.2.2. *Müsli*

Lebensmittelauswahl und Angebot:

- möglichst mehrmals pro Woche Müsli als günstige fettarme Alternative zur Brotmahlzeit anbieten;

- Müslimischungen aus Hafer- oder anderen Getreideflocken und ggf. Trockenfrüchten, Nüssen und Ölsaaten, wie Leinsamen, Sonnenblumenkerne und Sesam, ohne Zuckerzusatz selbst herstellen;
- beim Kauf von fertigen Müslimischungen ungezuckerte Produkte wählen; Zucker kann auch in versteckter Form, z. B. als Honig oder Malz, im Müsli enthalten sein, deshalb aufmerksam die Zutatenliste lesen;
- gesüßte Frühstückscerealien aufgrund der geringen Nährstoffgehalte und der Zusätze von Zucker nur selten anbieten.

Zubereitung:

- Milch in Form von Trinkmilch (pasteurisiert, ggf. ultrahocherhitzt) oder Naturjoghurt bzw. -dickmilch mit der Müslimischung vermengen;
- als Ergänzung frisches Obst, insbesondere Zitrusfrüchte, oder reinen Orangensaft zugeben, da das darin enthaltene Vitamin C die Ausnutzung von Eisen aus Getreide verbessert;
- auf Zusatz von Zucker jeder Art sowie Honig verzichten.

3.3.3. *Zwischenmahlzeiten*

Lebensmittelauswahl und Angebot:

- darauf achten, daß täglich je eine Zwischenmahlzeit am Vor- und Nachmittag verzehrt wird;
- zu jeder Zwischenmahlzeit wie auch zu jeder anderen Mahlzeit ein ungesüßtes Getränk anbieten;
- frisches Obst oder Obstsalat aus Frischobst, selbstgemischten Fruchtjoghurt aus Naturjoghurt oder -dickmilch mit frischem Obst, selbsthergestellte Milchmischgetränke aus Milch(produkten) und frischem Obst oder reinen Fruchtsäften sowie Müsli oder dünn belegtes Vollkornbrot bevorzugen;
- gesüßte Produkte, wie Kuchen, Gebäck, Eiscreme, Süßigkeiten oder gesüßte Milchfertigprodukte, weitgehend vermeiden, insbesondere dann, wenn keine Möglichkeit zum anschließenden Zähneputzen besteht;
- wenn Kuchen angeboten wird, Obstkuchen, z. B. aus Vollkornhefeteig, bevorzugen und auf fettreiche Kuchensorten, z. B. Sahnetorten, Buttercremetorten, Fettgebackenes, sowie auf die Zugabe von Schlagsahne möglichst verzichten;
- beim Backen von Kuchen die in üblichen Rezepten angegebenen Mengen von Zucker und ggf. Eiern vermindern und anstelle von Auszugsmehl möglichst Vollkornmehl verwenden.

3.3.4. *Getränke und Milch*

Getränke:

- für reichliche Flüssigkeitszufuhr sorgen; zu jeder Mahlzeit ein Getränk anbieten und auch zwischendurch Getränke bereitstellen;

- kalorienfreie Getränke, wie Trinkwasser (Leitungswasser), Mineralwasser sowie ungesüßten Kräuter- oder Früchtetee, bevorzugen;

- täglich 1 Portion reinen Orangensaft (etwa 200 ml) anbieten, insbesondere bei Schwerstbehinderten und bei Kindern mit niedriger Vitamin C-Zufuhr infolge eines geringen Verzehrs von Obst und Gemüse; bei Wunsch nach größerer Getränkemenge den Saft wegen des Zucker- und Energiegehaltes mit Trinkwasser oder Mineralwasser mindestens 1:1 verdünnen;

- den Verzehr von Kaffee und Schwarztee auf höchstens 1 Tasse täglich beschränken, da diese Getränke eine anregende Wirkung haben und möglicherweise die Verfügbarkeit von Eisen aus der Nahrung beeinträchtigen sowie Wechselwirkungen mit Arzneimitteln ausüben können;

- den Verzehr von gesüßten Getränken einschränken, z. B. Fruchtsaftgetränken, Fruchtnektaren, Limonaden, Colagetränken, Instant-Erfrischungsgetränken, Malzbier, gezuckertem Tee oder (Malz-)Kaffee sowie Kakao oder Milchmischgetränken;

- Zusatz von Zucker oder Honig zu Tee, (Malz-)Kaffee oder Milch vermeiden bzw. schrittweise reduzieren;

- auf die Verwendung von Süßstoffen zur Süßung von Getränken verzichten, da Süßstoffe, ebenso wie Zucker, die Gewöhnung an Süßgeschmack verstärken und gesundheitliche Risiken bei Verzehr überhöhter Mengen bestimmter Süßstoffe nicht auszuschließen sind.

Auswahl und Angebot von Milch und Milchprodukten:

- bei der Beurteilung der Verzehrsmengen von Milch neben Trinkmilch auch Milchprodukte, wie Kakao, Joghurt, Dickmilch und Buttermilch, einbeziehen; Orientierungswerte für den durchschnittlichen täglichen Milchverzehr sind z. B. etwa 350 ml bzw. g für 4–6jährige Kinder und etwa 450 ml bzw. g für 13–14jährige Jugendliche;

- einen regelmäßigen Milchverzehr von deutlich mehr als etwa 500 ml pro Tag vermeiden, da ein so hoher Milchverzehr infolge der Sättigung zu einem unerwünscht verminderten Verzehr anderer nährstoffreicher Lebensmittel führen und somit einer einseitigen Ernährung Vorschub leisten kann; Ausnahmen sind Jugendliche und sehr aktive Kinder mit hohem Energiebedarf, bei denen der Verzehr entsprechend höherer Mengen von Milch und Milchprodukten bei sonst ausgewogener Kost sinnvoll sein kann;

- vorrangig pasteurisierte Milch, sogenannte Frischmilch, verwenden; bei Problemen, z. B. in Bezug auf Einkauf oder Lagerung, kann auch ultrahocherhitzte Milch (H-Milch) eingesetzt werden, da zwischen diesen beiden Milchsorten im Nährstoffgehalt keine nennenswerten Unterschiede bestehen;
- zwischen Vollmilch (3,5% Fett) und teilentrahmter Milch (1,5% Fett) je nach individueller Vorliebe auswählen, dabei aber die Gesamternährung beachten, um eine überhöhte Zufuhr von gesättigten Fettsäuren zu vermeiden: bei Bevorzugung von Vollmilch bei anderen fettreichen tierischen Lebensmitteln, wie fettreichen Käse- und Wurstsorten sparen, dagegen bei Vorliebe für fettreichen Brotbelag besser teilentrahmte Milch und Milchprodukte verwenden; für schwerstbehinderte und untergewichtige Kinder und Jugendliche ausschließlich Vollmilch, auch zur Zubereitung von Milchbreien, verwenden;
- Kakao unter Verwendung von ungezuckertem Kakaopulver und Zugabe von nicht mehr als 1 Teelöffel Zucker pro Becher Kakao selbst herstellen; auch bei Instantkakaopulver höchstens 1 Teelöffel Pulver pro Becher Milch verwenden;
- bei Ablehnung von Milch und Milchprodukten Milch in versteckter Form, z. B. in Müsli, Milchpudding oder Kartoffelpüree, anbieten.

3.4. *Spezielle Ernährungserfordernisse*

3.4.1. *Schwerstbehinderung*

Ernährung bei Untergewicht:

- zur Erhöhung der Energiezufuhr möglichst erhöhte Mengen passierter Normalkost geben sowie zu jeder Mahlzeit Fett in Form von Sonnenblumenmargarine, Speiseöl (Soja-, Sonnenblumen-, Maiskeim- bzw. Olivenöl) und Butter im Wechsel zusetzen; falls das Nahrungsvolumen nicht genügend erhöht werden kann, gebrauchsfertige, ballaststoffhaltige Trink- und Sondennahrung zur Energie- und Nährstoffergänzung (siehe unten) einsetzen;
- eine hohe Energie- und Nährstoffdichte der Kost anstreben, ggf. durch energiereiche Ergänzungsnahrung auch in der Nacht;
- das Nahrungsvolumen schrittweise durch kleinere, aber häufigere Mahlzeiten erhöhen und die Dauer der Mahlzeiten verlängern;
- auf eine abwechslungsreiche Auswahl der Lebensmittel sowie eine geschmacklich und optisch ansprechende Gestaltung der Kost achten;
- bei Arzneimittelgaben die Zeitpunkte und Dosierungen mit den Zeitpunkten der Mahlzeiteneinnahme abstimmen;

● zur Anregung des Appetits die körperliche Aktivität fördern;
● bei unzureichender Gewichtszunahme vorübergehend Sondenernährung (siehe unten) durchführen.

Angebot von Milchbrei:

● Als Grundlage von Milchbreien hochwertige Getreide bevorzugen, z. B. Hafer- oder andere Vollkorngetreideflocken, Vollkorngrieß, gemahlene Müslimischungen ohne Zuckerzusatz, Vollkornzwieback oder geriebenes Knäckebrot; auf Auszugsmehl und daraus hergestellte Produkte, wie Zwieback oder Brötchen, sowie auf üblichen Auszugsgrieß oder Puddingpulver weitgehend verzichten;
● auf Milchfertigprodukte mit Fruchtzubereitung, z. B. Fruchtjoghurt oder Fruchtquark, wegen der hohen Zuckergehalte verzichten;
● zur Breiherstellung für Schwerstbehinderte ausschließlich Vollmilch (3,5 % Fett) verwenden, um eine ausreichende Zufuhr von Energie, Fett und Vitamin A sicherzustellen;
● dem Milchbrei regelmäßig Fett in Form von Sonnenblumenmargarine, Speiseöl (Soja-, Sonnenblumen-, Maiskeim- bzw. Olivenöl) und Butter im Wechsel zusetzen, pro Portion etwa 1 Teelöffel;
● auf hohen Zusatz von Zucker, Honig, Marmelade, stark gesüßtem Kompott, Instantgetränkepulver oder Nuß-Nougat-Creme verzichten, um eine Gewöhnung an Süßgeschmack zu vermeiden; statt dessen besser mit Frischobst, z. B. geriebenem Apfel oder zerdrückter Banane, süßen;
● auf spezielle Säuglingsnahrungsmittel, wie Milchfertigbreie oder Säuglingsmilchnahrungen, für die Ernährung von Schwerstbehinderten jenseits des Säuglingsalters verzichten.

Angebot von pikantem Brei:

● mindestens 1mal täglich einen pikanten Brei anbieten, z. B. bestrichenes und belegtes Vollkorn- oder Knäckebrot in passierter Form, eventuell unter Zugabe von passiertem Obst oder Gemüse, oder Kartoffel-Gemüse-Speisen, wie Kartoffeln mit Möhren, Erbsen oder Blumenkohl;
● gemahlene, ungezuckerte Müslimischung bzw. Getreideflocken oder Schmelzflocken mit passiertem Obst anbieten;
● pürierte Speisen unter Zusatz von reinen Frucht- oder Gemüsesäften, z. B. Orangensaft oder Karottensaft bzw. Vollmilch (3,5 % Fett), Naturjoghurt oder -dickmilch (3,5 % Fett) herstellen;
● zu Breimahlzeiten stets Fett in Form von Sonnenblumenmargarine, Speiseöl (Soja-, Sonnenblumen-, Maiskeim- bzw. Olivenöl) und Butter im Wechsel zusetzen, pro Portion etwa 1 Teelöffel.

Passierte Mittagsmahlzeit:

● bei den Speisen für die passierte Mittagsmahlzeit abwechseln;

- die tägliche Normalkost in passierter Form anbieten: als stärkereiche Komponente insbesondere zerdrückte, frischgekochte Kartoffeln oder Kartoffelpüree, als Gemüse Vitamin-C- und carotinreiche Gemüsesorten, frisch oder tiefgekühlt, bevorzugen; empfehlenswerte Zugaben sind mageres Fleisch sowie mindestens 1mal pro Woche Seefisch;
- Gemüse oder Salat täglich als Bestandteil der Passierkost anbieten;
- schwer verdauliche oder blähende Gemüsesorten, wie Hülsenfrüchte oder bestimmte Kohlsorten, wie Weißkohl, Rotkohl und Wirsing, vorsichtig einsetzen;
- einzelne Mahlzeitenkomponenten zur Beibehaltung des arteigenen Aussehens und Geschmacks getrennt pürieren;
- stets Fett in Form von Sonnenblumenmargarine, Speiseöl (Soja-, Sonnenblumen-, Maiskeim- bzw. Olivenöl) und Butter im Wechsel zusetzen, pro Portion etwa 1 Teelöffel;
- hohen Fettzusatz vermeiden; bei zusätzlichem Energiebedarf die Hauptmahlzeit stattdessen mit energiereicher, ballaststoffhaltiger Trink- und Sondennahrung ergänzen;
- eine angemessene Konsistenz zum Füttern der Passierkost durch Zugabe von Vitamin-C-reichen Obstsäften oder Milch sicherstellen.

Angebot von Getränken:

- falls Eßprobleme das zu bewältigende Nahrungsvolumen begrenzen, reine Frucht- oder Gemüsesäfte zur Nährstoffergänzung anbieten:
  - → zur Verbesserung der Vitamin-C-Zufuhr eignet sich das tägliche Angebot von 1 Glas reinem Orangensaft (etwa 200 ml);
  - → ein empfehlenswerter Lieferant von Carotin, der Vorstufe von Vitamin A, ist reiner Karottensaft (täglich etwa 200 ml), der zur Verbesserung der Carotin-Ausnutzung mit etwas Vollmilch, Sahne oder Speiseöl versetzt werden sollte;
  - → bei unzureichendem Verzehr wichtiger Vitaminlieferanten, wie Gemüse, Obst, Vollkornprodukten und Kartoffeln, eignet sich Multivitaminsaft zur Ergänzung der Vitaminzufuhr (täglich 1 Glas Saft von etwa 200 ml); die Gabe von reinem Orangen- oder Karottensaft ist dann überflüssig;
- bei insgesamt ausreichender Energiezufuhr zur Sicherstellung einer ausreichenden Flüssigkeitszufuhr kalorienfreie Getränke, wie Trinkwasser, Mineralwasser oder ungesüßten Kräuter- bzw. Früchtetee, einsetzen;
- auf stark gesüßte Getränke, wie Fruchtsaftgetränke und Fruchtnektare sowie gezuckerte Tees, weitgehend verzichten, da diese nährstoffarm, aber zuckerreich sind und die Gewöhnung an Süßgeschmack fördern.

Sondenernährung:

- bei weitgehender Verweigerung der Nahrung bzw. bei extremem Untergewicht unbedingt Sondenernährung einsetzen;
- stets kleine Nahrungsmengen zusätzlich oral verabreichen mit dem Ziel, soweit wie möglich zu einer normalen Ernährung zurückzukehren;
- die Auswahl der Sondennahrung sowie die Entscheidung über die eventuelle Gabe von Vitamin- oder Mineralstoffpräparaten zur Nährstoffergänzung immer mit dem behandelnden Arzt abstimmen;
- möglichst gebrauchsfertige Sondennahrungen einsetzen, da diese im Vergleich mit selbsthergestellter Sondennahrung den Vorteil konstanter Energie- und Nährstoffgehalte sowie großer hygienischer Sicherheit haben;
- ballaststoffhaltige Sondennahrungen bevorzugen;
- bei Selbstherstellung von Sondenkost einen ausreichenden Ballaststoffgehalt durch Zusatz von löslichen Haferflocken oder Verwendung von püriertem Vollkornbrot sicherstellen; außerdem stets auf die Zugabe hochwertiger Pflanzenöle (Soja-, Sonnenblumen-, Maiskeim- oder Olivenöl) achten.

3.4.2. *Übergewicht*

Verminderung der Energiezufuhr:

- realistische, längerfristige Gewichtsabnahme anstreben;
- den Verzehr von Kuchen, Gebäck, Süßigkeiten sowie gesüßten Getränken und Desserts soweit wie möglich einschränken;
- auf Milchprodukte mit Zuckerzusatz, z. B. Fruchtjoghurt, Pudding, Milchreis, verzichten;
- Milch/Milchprodukte ausschließlich in teilentrahmter Form (1,5 % Fett) verwenden;
- Streichfett einschränken;
- auf fettreichen Brotaufstrich bzw. -belag, z. B. fettreiche Wurst- und Käsesorten sowie Nuß-Nougat-Creme, verzichten,
- besonders energie- und fettreiche Gerichte, z. B. in Fett gebackene Kartoffelprodukte, fettes Fleisch, fettreiche Soßen, Salate auf Mayonnaisebasis, soweit wie möglich einschränken.

Lebensmittelauswahl und -zubereitung:

- durchschnittliche tägliche Energie- und Nährstoffzufuhr berechnen und entsprechende Portionen bereitstellen;
- magere bzw. energiearme, nährstoffreiche Lebensmittel bevorzugen und fettarme Zubereitungsverfahren, wie Dämpfen und Dünsten, wählen;
- auf ansprechendes Anrichten achten;

● **bei der warmen Mahlzeit:**

→ zu Beginn Rohkost aufgrund des Sättigungseffektes anbieten;
→ große Fleischportionen reduzieren und statt dessen Gemüse, Salat und Kartoffeln bevorzugen (siehe Abschnitt 3.3.1.), wobei auf das Andicken von Gemüse und Soßen verzichtet werden sollte;
→ möglichst ungesüßte oder wenig gesüßte Desserts anbieten;

● **bei den kalten Mahlzeiten:**

→ Vollkornbrotsorten bevorzugen und jede Brotsorte, besonders Knäckebrot, stets nur dünn bestreichen bzw. belegen;
→ als Brotbelag bei Käse und Wurst stets magere Sorten wählen und als kalorienarmen Brotbelag häufig Gemüse- oder Obstscheiben verwenden (siehe Abschnitt 3.3.2.);
→ insbesondere zur Abendmahlzeit zusätzlich Rohkost bzw. Salat anbieten;
→ Müsli als gute Alternative zur Brotmahlzeit einsetzen;

● **bei den Zwischenmahlzeiten:**

→ auf die Einnahme je einer Zwischenmahlzeit am Vor- und Nachmittag achten, um das Hungergefühl zwischen den Mahlzeiten zu dämpfen;
→ insbesondere Frischobst bzw. Gemüserohkost, Knäckebrot bzw. Vollkornzwieback ohne Belag, Naturjoghurt bzw. -dickmilch (1,5% Fett) mit frischem Obst gemischt oder ein selbsthergestelltes Milchmischgetränk aus teilentrahmter Milch (1,5% Fett) und frischem Obst als Zwischenmahlzeit anbieten;

● als Flüssigkeit reichlich energiefreie bzw. -arme Getränke, wie Trinkwasser, Mineralwasser, ungesüßten Kräuter- oder Früchtetee sowie mit Trink- oder Mineralwasser verdünnte, reine Fruchtsafte, anbieten.

Wünschenswertes Eßverhalten und körperliche Aktivität:

● zu langsamem Essen und Trinken erziehen;
● auf die Einhaltung regelmäßiger Mahlzeiten zu möglichst festgelegten Zeitpunkten achten;
● auf zusätzliche Nahrungsangebote zwischen den Mahlzeiten verzichten;
● unerwünschte Verhaltensweisen, wie Stehlen oder Erbetteln von Nahrung, abstellen;
● bei Gewichtsabnahme Anerkennung aussprechen;
● Einsatz von Nahrungsmitteln zur Belohnung vermeiden;
● zu körperlicher Aktivität zwecks Erhöhung des Energieverbrauchs anhalten;
● gezielte Freizeiterziehung fördern.

3.4.3. *Chronische Verstopfung*

Empfehlenswerte Maßnahmen:

- Ballaststoffzufuhr durch Lebensmittel erhöhen, z. B. durch vermehrten Verzehr von Vollkornprodukten einschließlich Müsli sowie von Gemüse, Obst und ggf. Trockenfrüchten;
- Ballaststoffkonzentrate, z. B. Kleie, nur unter großer Vorsicht und bei gleichzeitiger Erhöhung der Flüssigkeitszufuhr einsetzen;
- Flüssigkeitszufuhr durch regelmäßiges vermehrtes Angebot von kalorienfreien oder -armen Getränken, besonders zwischen den Mahlzeiten, erhöhen;
- körperliche Aktivität steigern;
- Bewußtsein für die Bedeutung regelmäßiger Zeiten für die Stuhlentleerung wecken;
- langfristige Verwendung von Abführmitteln vermeiden.

3.4.4. *Kontinuierliche Arzneimitteltherapie*

Wichtige Gesichtspunkte:

- Zeitpunkt und Dosierung der Arzneimittelgabe mit dem Zeitpunkt der Mahlzeiten abstimmen, um Appetitlosigkeit oder Schläfrigkeit während der Mahlzeiten zu vermeiden;
- Nährstoffversorgung regelmäßig ärztlich überwachen lassen, insbesondere bei Therapie mit Antiepileptika;
- einen eventuellen Zusatzbedarf bestimmter Nährstoffe sorgfältig bestimmen sowie ggf. erforderliche Gaben von Nährstoffpräparaten individuell planen;
- bei langfristiger Gabe von Antiepileptika auf ausreichende Sonnenlichtbestrahlung zur ausreichenden Bildung von Vitamin D achten;
- Mehrfachtherapie mit Antiepileptika nach Möglichkeit vermeiden;
- auf den Genuß von Kaffee, Schwarztee und Alkohol wegen möglicher Wechselwirkungen mit Arzneimitteln verzichten.

4 *Ernährung bei Kuhmilcheiweißallergie*

4.1. *Grundlagen*

Eine **Allergie** ist eine Überreaktion des menschlichen Abwehrsystems auf bestimmte Fremdeiweiße. Die verschiedenen Eiweißstoffe, auf die der Mensch unter Umständen überempfindlich reagieren kann, bezeichnet man als **Antigene**. Ihre allergisierende Wirkung entfalten diese Antigene nur bei sensibilisierten, d. h. überempfindlich gewordenen, Personen. **Sensibilisierte Personen** sind vorher bereits mit dem körperfremden Eiweiß in Kontakt gekommen und haben aufgrund besonderer individueller Empfindlichkeiten als Reaktion spezielle Antikörper und/oder Abwehrzellen produziert. Beim erneuten Kontakt mit dem Antigen kann es zu einer Überreaktion des Abwehrsystems kommen, bei der die Symptome einer Allergie auftreten.

Die **Kuhmilcheiweißallergie** ist eine Unverträglichkeit bestimmter, in der Kuhmilch vorkommender Eiweiße. Kuhmilch enthält verschiedene Antigene, wie β-Laktoglobulin, Laktalbumin und Kasein. Die Allergie kann gegen ein einzelnes oder gegen mehrere dieser Antigene bestehen. Die verschiedenen Antigene der Kuhmilch sind unterschiedlich empfindlich gegenüber Hitze, Säuerung, mechanischer Beanspruchung und anderen Einflüssen. Beispielsweise können manche Antigene durch Kochen von Milch zerstört werden. Deshalb ist es möglich, daß manche Allergiker nur auf Rohmilch reagieren. Bei der Käseherstellung werden allergene Eiweiße zum Teil verändert, so daß manche Kuhmilchallergiker Käse vertragen.

Die Kuhmilcheiweißallergie tritt gewöhnlich bereits in den ersten Lebensmonaten auf. Sie ist die häufigste Allergie im Säuglingsalter. Der Verdauungsapparat des Säuglings ist noch nicht voll entwickelt, so daß bei manchen Kindern zur Sensibilisierung ausreichende Mengen an Fremdeiweiß in den Blutkreislauf gelangen können. Meist tritt die Kuhmilcheiweißallergie bei älteren Kindern immer mehr in den Hintergrund und verschwindet häufig völlig.

Die **Symptome** einer Kuhmilcheiweißallergie können sehr verschieden sein. Sie betreffen insbesondere den Magen-Darm-Trakt und die Haut. Im Magen-Darm-Trakt kann sich die Kuhmilcheiweißallergie mit Übelkeit, Erbrechen oder Durchfall äußern. Wichtige Symptome im Bereich der Haut sind Ekzeme, Juckreiz und Nesselsucht.

▶ Eine **kuhmilchfreie Diät** sollte nur bei solchen Patienten durchgeführt werden, bei denen der Arzt eine Kuhmilcheiweißallergie eindeutig nachgewiesen hat. Allein aufgrund eines Verdachtes auf Kuhmilcheiweißallergie oder wegen einer familiären Vorbelastung sollte eine so schwerwiegende Veränderung der Ernährung nicht durchgeführt werden. Ist eine Kuhmilcheiweißallergie diagnostiziert worden, muß der Ernährungsplan unbedingt mit dem Arzt durchgesprochen werden. Dabei muß auch geklärt werden, wie lange und konsequent die Diät eingehalten werden muß. Die Wiederaufnahme der ausgeschlossenen Nahrungsmittel muß unter ärztlicher Aufsicht durchgeführt werden.

▶ Die einzig mögliche Behandlung einer Nahrungsmittelallergie ist das **völlige Meiden des betreffenden Lebensmittels.** Für Kinder gilt grundsätzlich, daß mit der Diät alle Nährstoffe, die für die Entwicklung und das Wachstum notwendig sind, in ausreichender Menge zugeführt werden müssen. Die Diät sollte so viele Nahrungsmittel wie möglich enthalten und nur so wenige wie nötig ausschließen. Sie muß abwechslungsreich und für das Kind ansprechend sein, damit sie ausreichend lange eingehalten werden kann.

Bei kuhmilchfreier Ernährung ist eine ausreichende **Kalziumversorgung** problematisch. Etwa die Hälfte des benötigten Kalziums stammt normalerweise aus Milch und Milchprodukten. Der Kalziumbedarf ist im Wachstumsalter besonders groß, da Kalzium für den Knochenaufbau benötigt wird. Im Speiseplan des Kindes mit Kuhmilcheiweißallergie muß deshalb besonders auf kalziumreiche Ersatzlebensmittel geachtet werden.

Ein völliges **Meiden von Milch und Milchprodukten** hört sich zwar theoretisch einfach an, ist aber in der Praxis sehr schwer durchführbar. Kuhmilch ist nicht nur ein wichtiges Grundnahrungsmittel, sie ist auch oft als versteckte Zutat in Fertigprodukten enthalten. Daher sind genaue Kenntnisse der Zusammensetzung der angebotenen Lebensmittel erforderlich, um kuhmilchhaltige Lebensmittel als solche zu erkennen. Bei verpackten Fertigprodukten muß eine Liste aller Zutaten („Zutatenliste") auf der Verpackung abgedruckt sein. Beim Einkauf von Brot oder Wurst bzw. beim Essen außer Haus sollte der Hersteller (Bäcker, Metzger bzw. Koch) gefragt werden, ob in dem gewünschten Lebensmittel bzw. Gericht eventuell Milch versteckt enthalten ist.

4.2. Ernährung des Säuglings mit Kuhmilcheiweißallergie

4.2.1. Stillen

Stillen ist in den ersten 6 Lebensmonaten die in erster Linie empfehlenswerte Maßnahme, um das frühe Auftreten einer Allergie zu verhindern. Dies gilt insbesondere für Säuglinge mit familiär bedingtem hohem Allergierisiko. Muttermilch ist sehr antigenarm. Sie enthält außerdem wichtige Immunglobuline, die die noch nicht voll entwickelte Abwehrkraft des Säuglings stärken und damit Infektionen verhindern können, die ihrerseits das Auftreten von Allergien fördern.

Auch wenn bereits eine Kuhmilcheiweißallergie aufgetreten ist, z. B. durch zu frühe Zufütterung von kuhmilchhaltiger Säuglingsmilchnahrung und kuhmilchhaltigem Brei, sollte in den ersten 4 – 6 Lebensmonaten soweit wie möglich weiter gestillt werden.

Dann muß sich aber unter Umständen auch die **stillende Mutter** kuhmilchfrei ernähren, weil möglicherweise allergisierende Eiweiße aus der Kost der Mutter in ihre Milch übergehen und zu Unverträglichkeitserscheinungen beim bereits gegen Kuhmilch sensibilisierten, d. h. überempfindlich gewordenen, Säugling führen können. Meidet die stillende Mutter Milch und Milchprodukte, dann ist ihre Versorgung mit Kalzium gefährdet. In jedem Fall sollte die stillende Mutter eine so eingreifende und unter Umständen folgenschwere Veränderung ihrer eigenen Ernährung nicht ohne ärztliche Kontrolle und kompetente Ernährungsberatung vornehmen. Der Arzt muß auch entscheiden, ob zusätzliche Gaben von Kalzium notwendig sind.

4.2.2. Milchersatznahrung

Wenn die Mutter nicht (mehr) stillen kann oder will, muß eine geeignete Milchersatznahrung für den Säugling eingesetzt werden. Die herkömmlichen Säuglingsmilchnahrungen basieren auf Kuhmilch und sind deshalb für den Säugling mit einer Kuhmilcheiweißallergie nicht geeignet. In Frage kommen grundsätzlich 2 Arten von Spezialnahrungen. Das sind zum einen Produkte auf Protein- (d. h. Eiweiß-)hydrolysatbasis und zum anderen Produkte auf Sojabasis. Diese Milchersatznahrungen sind in ihrem Vitamin- und Mineralstoffgehalt mit den üblichen Säuglingsanfangsnahrungen auf Kuhmilchbasis vergleichbar. Sie unterscheiden sich von diesen lediglich in der Beschaffenheit der enthaltenen Proteine.

Bei den **Proteinhydrolysatnahrungen** werden heute 2 verschiedene Nahrungstypen angeboten, die sich im Hydrolyse-(Spaltungs-)grad und damit im Restgehalt an allergisierenden Proteinbestandteilen unterscheiden.

Für Säuglinge mit Kuhmilcheiweißallergie kommen nur **hochgradig hydrolysierte** Produkte in Frage, deren Proteinbestandteile nicht mehr allergisierend sind (s. Tabelle 20, S. 128). Die Eiweißbruchstücke in den hochgradig hydrolysierten Produkten haben einen stark bitteren Geschmack. Es kann daher sein, daß Säuglinge bei der Fütterung mit derartigen Produkten Schwierigkeiten bereiten. Säuglinge, die von Anfang an mit einer hochgradig hydrolysierten Nahrung gefüttert werden und nicht schon an einen anderen Geschmack gewöhnt sind, akzeptieren diese aber in der Regel ohne Probleme.

Einige Hersteller bieten sogenannte „**Hypoallergene**" bzw. „**Hypoantigene**" **Nahrungen** an, z. B. Beba H. A., Aletemil H. A., Aptamil hyp, Hipp H. A., Humana H. A.. Treffender werden diese Nahrungen als Säuglingsnahrungen „**mit reduziertem Antigengehalt**" bezeichnet. Die Eiweißbruchstücke in diesen Nahrungen sind weniger stark gespalten als in den hochgradig hydrolysierten Produkten. Dementsprechend schmecken hypoallergene Nahrungen weniger bitter als hochgradig hydrolysierte Nahrungen.

Wenn bereits eine Allergie gegen Kuhmilcheiweiß besteht, dürfen hypoallergene Nahrungen nicht gegeben werden, da die in ihnen noch enthaltenen größeren Eiweißbruchstücke noch allergieauslösend wirken können.

Hypoallergene Nahrungen sind vielmehr für die vorbeugende Ernährung von Säuglingen gedacht, bei denen aufgrund einer erblichen Belastung eine erhöhte Gefährdung für die Entwicklung einer Allergie besteht. Bei diesen Kindern sollen hypoallergene Nahrungen helfen, die Entwicklung einer Allergie zu verhindern bzw. hinauszuzögern.

In Milchersatznahrungen auf **Sojabasis** ist kein Kuhmilcheiweiß enthalten. Zu beachten ist allerdings, daß Säuglinge mit Kuhmilcheiweißallergie in etwa 25 % der Fälle nach einiger Zeit auch auf Sojaeiweiß allergisch reagieren. Für diese Kinder ist dann auch eine Sojamilchnahrung ungeeignet. Um bei bestehender Kuhmilcheiweißallergie eine zusätzliche Sensibilisierung gegen Sojaeiweiß zu vermeiden, sollten Hydrolysatnahrungen grundsätzlich die erste Wahl sein. Wenn eine Sojamilchnahrung gefüttert werden soll, muß auf jeden Fall auf ein spezielles Produkt für die Säuglingsernährung zurückgegriffen werden (s. Tabelle 20, S. 128). Sogenannte Sojamilchdrinks, die nicht speziell als Säuglingsnahrung deklariert sind, sind für Säuglinge nicht geeignet, da sie u. a. einen zu niedrigen Kalziumgehalt haben.

Für Säuglinge mit Kuhmilcheiweißallergie kommen die in Tabelle 20 aufgeführten Spezialnahrungen in Frage. Bei der Wahl der kuhmilchfreien Nahrung muß auf einen hohen Kalziumgehalt geachtet werden.

Tabelle 20: Milchersatznahrungen für Säuglinge mit Kuhmilcheiweißallergie

Name	Hersteller	Kalziumgehalt (pro 100 ml trinkfertige Nahrung)
Proteinhydrolysate (hochgradig gespalten)		
Pregestimil	Mead Johnson	63 mg
Nutramigen	Mead Johnson	63 mg
Alfaré	Nestlé	56 mg
Pregomin	Milupa	51 mg
Spezialnahrungen auf Sojabasis:		
Milupa SOM	Milupa	73 mg
Humana SL	Humana	70 mg
Multival Plus	Abbott	70 mg
Sojagen Plus	Granovita	70 mg
Lactopriv	Töpfer	66 mg
Pro Sobee	Mead Johnson	64 mg

4.2.3. Beikost

Der **Ernährungsplan** für den Säugling mit Kuhmilcheiweißallergie entspricht, was die Zeitpunkte der Einführung von Beikost und die Zusammensetzung der verschiedenen Beikostmahlzeiten betrifft, im Prinzip dem für gesunde Kinder entwickelten Ernährungsplan für das 1. Lebensjahr (siehe Abbildung 1, S. 18).

▶ Grundsätzlich ist zu beachten, daß **neue Lebensmittel nur einzeln und nach und nach** eingeführt werden sollen, z. B. Woche für Woche, damit eventuelle Allergien oder Unverträglichkeiten besser erkannt werden können.

Beikostmahlzeiten sollten beim allergiekranken wie beim gesunden Kind frühestens ab dem 5. Monat und nur schrittweise eingeführt werden. Das heißt, daß Monat für Monat eine Milchmahlzeit durch eine Breimahlzeit ersetzt wird. Nacheinander werden eingeführt:

- ein Gemüse-Kartoffel-Fleisch-Brei;
- ein „Milch"-Getreide-Brei;
- ein Getreide-Obst-Brei.

Die Standardrezepte der Beikost für gesunde Säuglinge werden den speziellen Anforderungen des allergiekranken Kindes angepaßt, indem Kuhmilch durch Hydrolysatnahrung und kuhmilchhaltige Produkte durch entsprechende kuhmilchfreie Produkte ersetzt werden (s. Abschnitt 4.2.4. und Tabelle 21, S. 130 ff.). Zusätzlich müssen noch einige weitere Besonderheiten bei der Ernährung des Säuglings mit Kuhmilcheiweißallergie beachtet werden.

Gemüse-Kartoffel-Fleisch-Brei bei Kuhmilcheiweißallergie:

Bei der Zubereitung darf als Fettzusatz keine Butter verwendet werden, sondern statt dessen Pflanzenöl, z. B. Soja-, Sonnenblumen- oder Maiskeimöl, oder eine spezielle milcheiweißfreie Margarine, z. B. becel Diät-Pflanzenmargarine, Deli-Reform Diätmargarine, Rau Diät-Margarine, Vitaquell 75, Vitaquell Extra, Vitazell Diät-Margarine.

Für die Säuglingsernährung geeignete Gemüsesorten sind z. B. Karotten, Fenchel, Kohlrabi, Blumenkohl, Brokkoli und Spinat. Gelegentlich reagieren Kuhmilchallergiker auch auf Rind- und Kalbfleisch (Kreuzallergie); dann muß die Fleischauswahl auf Schweine- und Geflügelfleisch beschränkt werden.

Wenn industriell hergestellte Gläschenprodukte für Säuglinge, sogenannte Menüs, verwendet werden sollen, muß man sich anhand der Zutatenliste vergewissern, ob es sich um kuhmilchfreie Produkte handelt. Listen mit kuhmilchfreien Produkten können bei den Herstellern angefordert werden. Im Anhang (Kap. 6.1.) findet sich eine Übersicht industriell hergestellter Menüs mit ihren Zutaten.

„Milch"-Getreide-Brei bei Kuhmilcheiweißallergie:

Das Vollkorngetreide, z. B. Haferflocken, wird anstatt mit Kuhmilch mit der für die Flaschenmahlzeiten verwendeten Hydrolysatnahrung (siehe Tabelle 20, S. 128) zubereitet. Praktisch ist es, die Getreideflocken mit Wasser aufzukochen und das Pulver der Hydrolysatnahrung anschließend unterzurühren. Die Anteile von Wasser und Pulver müssen den Herstellerangaben für die Zubereitung der Flaschennahrung entsprechen.

Als Getreide kommen auch die im Handel erhältlichen sogenannten „Frischmilchbreie" für Säuglinge in Frage. Diese dürfen dann aber nicht, wie vom Hersteller angegeben, mit Kuhmilch angerührt werden. Statt dessen muß zum Anrühren des Breis die für die Flaschenmahlzeiten vorgesehene Hydrolysatnahrung verwendet werden. Nicht erlaubt sind sogenannte „Fertigmilchbreie", die nach Herstellerangabe nur mit Wasser anzurühren sind. Diese enthalten nämlich bereits einen Milchanteil in Form von Kuhmilch (Zutatenliste beachten!).

Getreide-Obst-Brei bei Kuhmilcheiweißallergie:

Nach dem Rezept des Ernährungsplans für das 1. Lebensjahr ist dieser Brei auch für gesunde Säuglinge milchfrei. Das Rezept kann deshalb unverändert für den Säugling mit Kuhmilcheiweißallergie übernommen werden. Entsprechende milchfreie Getreide-Obst-Breie werden von der Industrie in Gläschen angeboten (Zutatenliste beachten!). Im Anhang

Tabelle 21: Tagespläne und Rezepte für eine kuhmilcheiweißfreie Ernährung im 5.–12. Lebensmonat

5. Monat

1. Mahlzeit
nach Bedarf: Muttermilch oder Hydrolysatnahrung (etwa 200 ml)

2. Mahlzeit
Gemüse-Kartoffel-Fleisch-Brei (6× pro Woche):
90 g Karotten (Gläschen)*
40 g Kartoffeln
30 g Obstsaft** oder Wasser
20 g Fleisch
10 g Sojaöl oder milcheiweißfreie Margarine

Gemüse-Kartoffel-Brei (1× pro Woche):
100 g Karotten (Gläschen)*
50 g Kartoffeln
30 g Obstsaft** oder Wasser
10 g Sojaöl oder milcheiweißfreie Margarine

3. und 4. Mahlzeit
nach Bedarf: Muttermilch oder Hydrolysatnahrung (pro Mahlzeit etwa 200 ml)

6. Monat

1. Mahlzeit
nach Bedarf: Muttermilch oder Hydrolysatnahrung (etwa 220 ml)

2. Mahlzeit
Gemüse-Kartoffel-Fleisch-Brei:
90 g Gemüse
40 g Kartoffeln
30 g Obstsaft** oder Wasser
25 g Fleisch
10 g Sojaöl oder milcheiweißfreie Margarine

7.–9. Monat

1. Mahlzeit
nach Bedarf: Muttermilch oder Hydrolysatnahrung (etwa 240 ml)

2. Mahlzeit
Gemüse-Kartoffel-Fleisch-Brei:
100 g Gemüse
50 g Kartoffeln
30 g Obstsaft** oder Wasser
30 g Fleisch
10 g Sojaöl

Tabelle 21: Fortsetzung

3. Mahlzeit
nach Bedarf: Muttermilch oder Hydrolysatnahrung (etwa 220 ml)

3. Mahlzeit
Getreide-Obst-Brei:
20 g Vollkorngetreideflocken*
90 g Wasser
100 g Obst der Jahreszeit
5 g milcheiweißfreie Margarine

4. Mahlzeit
„Milch"-Getreide-Brei:
200 ml Hydrolysatnahrung
20 g Vollkorngetreideflocken*
20 g Obstsaft**

4. Mahlzeit
„Milch"-Getreide-Brei:
200 ml Hydrolysatnahrung
20 g Vollkorngetreideflocken*
20 g Obstsaft**

10.–12. Monat

1. Mahlzeit
Brotmahlzeit (3× pro Woche):
25 g Brot*
5 g milchfreie Margarine
150 ml Hydrolysatnahrung

Flaschenmahlzeit (4× pro Woche): etwa 250 ml Hydrolysatnahrung

2. Mahlzeit (Zwischenmahlzeit) aus den 5 Vorschlägen abwechselnd auswählen
10 g Vollkorngetreideflocken*
50 g Obst der Jahreszeit
20 g Orangesaft, mind. 1:1 verdünnt
       mit Wasser

25 g Weizenschrotbrötchen*
50 g Obst der Jahreszeit

25 g Brot*
5 g milchfreie Margarine
50 g Obstsaft, mind. 1:1 verdünnt mit Wasser

10 g Vollkornzwieback oder Vollkornkeks*
50 g Obstsaft, mind. 1:1 verdünnt mit Wasser

10 g Knäckebrot*
100 g Obst der Jahreszeit

Tabelle 21: Fortsetzung

3. Mahlzeit
Gemüse-Kartoffel-Fleisch-Brei:
100 g Gemüse
60 g Kartoffeln
45 g Obstsaft** oder Wasser
35 g Fleisch
10 g Sojaöl

4. Mahlzeit (Zwischenmahlzeit) wie 2. Mahlzeit

5. Mahlzeit
„Milch"-Getreide-Brei (4× pro Woche):
200 ml Hydrolysatnahrung
20 g Vollkorngetreideflocken*
20 g Obst der Jahreszeit oder Obstsaft**

Brotmahlzeit (3× pro Woche) aus den 3 Vorschlägen abwechselnd auswählen

25 g Brot*	25 g Weizenvollkornbrötchen*
25 g geriebene Karotten	5 g milchfreie Margarine
25 g geriebener Apfel	50 g Obst der Jahreszeit
150 g Hydrolysatnahrung	150 g Hydrolysatnahrung

25 g Brot*
5 g milchfreie Margarine
50 g Obst der Jahreszeit
150 g Hydrolysatnahrung

Getränke:
Zusätzlich werden zu den Mahlzeiten und nach Bedarf auch zwischendurch zuckerfreie Getränke, z.B. Trinkwasser, stilles Mineralwasser, Früchte- oder Kräutertee gegeben.

* nur milchfreie Produkte verwenden (Zutatenliste beachten, Hersteller fragen)
** wird Orangensaft nicht vertragen, kann ein anderer Vitamin C-reicher Saft (mind. 40 mg Vitamin C/100 ml)verwendet werden.

(Kap. 6.3.) findet sich eine Übersicht industriell hergestellter Getreide-Obst-Breie mit ihren Zutaten.

Brotmahlzeiten bei Kuhmilcheiweißallergie:

Ab dem 10. Monat werden nach und nach Brotmahlzeiten in die Ernährung des Säuglings eingeführt. Hierbei muß unbedingt darauf geachtet werden, daß das Brot milchfrei ist. Etwa die Hälfte der täglichen Brotmenge sollte aus feinem Vollkornbrot bestehen, z. B. Weizenvollkornbrot. Als Brotaufstrich darf keine Butter, sondern nur milcheiweißfreie Margarine verwendet werden (geeignete Produkte s. Gemüse-Kartoffel-Fleisch-Brei, S. 129). Viele Wurstsorten enthalten Milcheiweiß. Auskunft gibt die Zutatenliste bzw. der Metzger. Gut geeignet als Brotbelag bzw. als Beigabe zum Brot sind Obst und Gemüse, z. B. Apfelscheiben oder Möhrenraspel.

4.2.4. *Tagespläne und Rezepte für den 5.—12. Lebensmonat*

Bei den Tagesplänen und Rezepten für die Ernährung im 5.– 12. Lebensmonat (s. Tabelle 21, S. 130 ff.) wird davon ausgegangen, daß, wenn nicht (mehr) gestillt werden kann, als Milchersatz eine Hydrolysatnahrung verwendet wird. Für Säuglinge, die eine Spezialnahrung auf Sojabasis erhalten und vertragen haben, gelten bei Verwendung der Sojamilch dieselben Hinweise und Rezepte für die Beikost.

Die angegebene Reihenfolge der Mahlzeiten in den Tagesplänen hat sich praktisch bewährt. Sie kann aber jederzeit den Bedürfnissen des Kindes und dem Tagesablauf der Familie angepaßt werden.

4.3. *Ernährung des Klein- und Schulkindes mit Kuhmilcheiweißallergie*

4.3.1. *Milchhaltige und milchfreie Lebensmittel*

▶ Das Meiden auch kleinster Mengen von Milch und Milchprodukten ist das Hauptziel der Diät. Milcheiweiß befindet sich in allen Sorten von Trinkmilch, wie Vollmilch, teilentrahmter Milch und Magermilch, ferner in Kondensmilch, Sahne, Milchpulver, in Sauermilchprodukten, wie Buttermilch, Joghurt, Dickmilch, Kefir und Sauerrahm, sowie in Milchspeisen und Milchdesserts. Milcheiweiß ist auch in Frischkäse, wie Speisequark, Doppelrahmfrischkäse, körnigem Frischkäse, sowie in allen anderen Käsesorten und in Spuren auch in Butter enthalten.

Tabelle 22: Hinweise für die Lebensmittelauswahl bei Kuhmilcheiweißallergie

A: erlaubte Lebensmittel	
Lebensmittelgruppe	*Beispiele*
Milchersatznahrung	Proteinhydrolysate, evtl. Spezialnahrungen auf Sojabasis (siehe Tabelle 20, S. 128)
Backwaren	selbstgebackenes Brot und Gebäck bzw. Backwaren, die keine Milchbestandteile enthalten (Zutatenliste beachten, Bäcker fragen)
Nährmittel	Kartoffeln, Reis, Nudeln (Zutatenliste beachten), Glasnudeln, Grieß, Hirse, Buchweizen, Grünkern, reine Getreideflocken, Weizen-, Roggenmehl
Obst und Gemüse	frische Ware; bei Konserven und Tiefkühlkost Zutatenliste beachten
Hülsenfrüchte, Sojaprodukte	bei Konserven und Fertigprodukten Zutatenliste beachten
Fette und Öle	Pflanzenöl (z. B. Soja-, Sonnenblumen-, Maiskeim-, Olivenöl), Butterschmalz, milchfreie Margarine (z. B. becel Diät-Pflanzenmargarine, Deli-Reform Diätmargarine, Rau Diät-Margarine, Vitaquell 75, Vitaquell Extra, Vitazell Diät-Margarine), Speck
Fleischwaren	Frischfleisch, roher Schinken, Bratenaufschnitt; bei allen anderen Fleisch- und Wurstwaren Metzger fragen bzw. Zutatenliste beachten
Fisch	Frischfisch; bei Fischkonserven, Tiefkühlware und Fertigprodukten Zutatenliste beachten
Eier	alle milchfrei hergestellten Eierspeisen
Soßen, Suppen, Desserts, Süßwaren	selbst herstellen bzw. Zutatenliste beachten

B: nur dann zulässige Lebensmittel, wenn häufig vorhandene Milchzusätze sicher ausgeschlossen sind (Zutatenliste)	
Lebensmittelgruppe	*Beispiele*
Backwaren	Weißbrot, Toastbrot, Brötchen, Zwieback, Kuchen, Gebäck, manche Sorten Knäckebrot
Nährmittel	Nudelerzeugnisse, Kartoffelfertigprodukte, Fertigklöße, Müsli- und Flockenmischungen
Fleisch- und Wurstwaren	gekochter Schinken, manche Wurstsorten, Bratwurst, Frikadellen, Hackbraten, Pastetenfüllungen, Fleisch- und Wurstkonserven, paniertes Fleisch
Süßwaren	Speiseeis, Schokolade, Pralinen, Nougat, Sahnebonbons, Karamelbonbons
Fertigdesserts	Pudding, Fruchtjoghurt, Mousse, Tiramisu
Fertiggerichte	Suppen, Fleischgerichte, Gemüsegerichte, Soßen, Salate usw.
Würzen	Mayonnaise, Tomatenketchup, Senf
Margarine	viele übliche Sorten
bestimmte Alkoholika	Eierlikör, Mokkalikör, Weinbrandcreme

Viele **Fertigprodukte** enthalten Milcheiweiß. Darunter sind oft auch Produkte, denen man ihren Milchanteil nicht ansieht bzw. in denen man Milch eigentlich nicht vermutet, z. B. Brot, Kekse, Margarine und zahlreiche Fertigprodukte.

Beim Kauf von Fertigprodukten, Konserven und Tiefkühlkost muß stets die Zutatenliste beachtet bzw. der Hersteller, z. B. Bäcker, Metzger, Gastwirt, gefragt werden. Im Zweifelsfall sollte auf ein Lebensmittel bzw. Gericht mit unklarer Zusammensetzung sicherheitshalber verzichtet werden.

Die Zutatenliste muß auf folgende Begriffe bzw. Wortbestandteile kontrolliert werden:

● Milch   ● Molke   ● Rahm
● Milcheiweiß   ● Molkenpulver   ● Butter
● Magermilchpulver   ● Lakto-   ● Margarine
● Kasein   ● Sahne   ● Käse

Tabelle 22 dient zur Orientierung bei der Auswahl der Lebensmittel für Kinder mit Kuhmilcheiweißallergie.

4.3.2. *Ersatz für Kuhmilch*

Kuhmilch darf auch im Klein- und Schulkindalter nicht ersatzlos aus dem Ernährungsplan gestrichen werden, denn Milch und Milchprodukte sind die Hauptlieferanten für Kalzium, das zum Knochenaufbau benötigt wird. Andere Lebensmittel enthalten keine vergleichbar hohen Kalziummengen.

▶ Als Ersatz für Kuhmilch kommen nur die auch für Säuglinge geeigneten **Spezialnahrungen auf Proteinhydrolysat- oder Sojabasis** in Frage (siehe Tabelle 20, S. 128). Auch für Klein- und Schulkinder sollten Produkte mit einem möglichst hohen Kalziumgehalt gewählt werden.

Bei den meisten Gerichten, die üblicherweise mit Milch zubereitet werden, kann man den Milchanteil problemlos durch eine entsprechende Milchersatznahrung ersetzen, wie die folgenden Beispiele zeigen:

● Kakao oder ,,Milch''-Mix-Getränke mit Früchten können mit der Milchersatznahrung zubereitet werden;
● auch für Desserts wie Grießbrei, ,,Milch''reis und Pudding ist die Milchersatznahrung geeignet;
● für Müslis eignet sich die Milchersatznahrung anstelle von Milch oder Joghurt;
● Kartoffelpüree, Soßen oder Aufläufe können mit der Milchersatznahrung zubereitet werden.

Die verfügbaren Proteinhydrolysatnahrungen enthalten mit etwa 50 – 70 mg Kalzium pro 100 ml (s. Tabelle 20, S. 128) im Durchschnitt nur halb so viel Kalzium wie Kuhmilch mit 120 mg Kalzium pro 100 ml. Das heißt, ein allergiekrankes Kind müßte doppelt so viel Hydrolysatnahrung trinken wie ein gesundes Kind Kuhmilch, um die gleiche notwendige Menge Kalzium aufzunehmen. In der Praxis läßt sich diese theoretische Forderung kaum verwirklichen, insbesondere weil die Akzeptanz der Hydrolysatnahrungen wegen ihres bitteren Geschmacks häufig gering ist.

Tabelle 23: Tagesplan für die kuhmilcheiweißfreie Ernährung von Kindern ab dem 2. Lebensjahr

Frühstück

Brotmahlzeit		
Milchersatznahrung auf Proteinhydrolysat- basis oder auf Soja- basis	*milchfreies Brot*[1] feines Vollkornbrot Grahambrot Grau-, Mischbrot Vollkorntoast Vollkornbrötchen Knäckebrot	*Aufstrich, Belag, Beilagen*[1] milchfreie Margarine Honig, Marmelade Bratenaufschnitt milchfreie Wurst Frischobst Gemüserohkost
oder Müsli Milchersatznahrung Obstsaft	Getreideflocken[1] Getreideschrot	Frischobst Nüsse Rosinen

dazu kalorienfreie oder -arme Getränke (z. B. Trinkwasser, Mineralwasser, ungesüßter Kräuter- oder Früchtetee, Obstsaft-Mineralwasser-Gemisch)

1. Zwischenmahlzeit

Vorschläge:
- Früchte„milch" aus Milchersatznahrung und Frischobst bzw. Obstsaft
- Müsli aus Getreideflocken[1], Frischobst, Milchersatznahrung oder Obstsaft
- Frischobst
- Gemüserohkost
- „Studentenfutter"
- Brot[1] mit Belag oder Beilagen
- milchfreies Gebäck[1]

dazu kalorienfreie oder -arme Getränke (z. B. Trinkwasser, Mineralwasser, ungesüßter Kräuter- oder Früchtetee, Obstsaft-Mineralwasser-Gemisch)

[1] Zutatenliste beachten!

Tabelle 23: Fortsetzung

Mittagessen

Warme Mahlzeit

1. Hauptkomponente	*2. Hauptkomponente*	*Beilage*
Kartoffeln	Gemüse	Fleisch (2−3× pro Woche):
Vollkornnudeln[1]	Salate	Schwein, Huhn, Rind[2],
Naturreis	Hülsenfrüchte	Kalb[2]
Hirse, Grünkern,		Seefisch (1× pro Woche)
Buchweizen		Ei (1× pro Woche)

dazu kalorienfreie oder -arme Getränke (z. B. Trinkwasser, Mineralwasser, ungesüßter Kräuter- oder Früchtetee, Obstsaft-Mineralwasser-Gemisch)

evtl. Nachspeise
Frischobst, selbstzubereitete Obstgrütze oder Obstkompott,
Dessert aus Milchersatznahrung (z. B. Pudding, ,,Milch''reis),
,,Milch''mixgetränk aus Milchersatznahrung

Zubereitung

Gemüse:	mit etwas Pflanzenöl (Soja-, Sonnenblumen-, Maiskeim-, Olivenöl) oder milchfreier Margarine dünsten
Salate:	mit Zitrone, Essig, Öl, Zucker, Gewürzen und Kräutern anmachen; keine Mayonnaise, Joghurt, Sahne, Fertigsaucen u. ä. verwenden
Fleisch/Fisch:	frisch zubereiten; bei Fertigprodukten und Tiefkühlprodukten Zutatenliste beachten

2. Zwischenmahlzeit
(siehe Vorschläge für die 1. Zwischenmahlzeit)

Abendessen

Brotmahlzeit

Milchersatznahrung	*milchfreies Brot[1]*	*Aufstrich, Belag, Beilagen[1]*
auf Proteinhydrolysat-	feines Vollkornbrot	milchfreie Margarine
basis oder auf Soja-	Grahambrot	Bratenaufschnitt
basis	Misch-, Graubrot	milchfreie Wurstsorten
	Vollkorntoast	Gemüserohkost
	Vollkornbrötchen	Salate (Zubereitung siehe
	Knäckebrot	warme Mahlzeit)
		Frischobst

dazu kalorienfreie oder -arme Getränke (z. B. Trinkwasser, Mineralwasser, ungesüßter Kräuter- oder Früchtetee, Obstsaft-Mineralwasser-Gemisch)

---

[1] Zutatenliste beachten!
[2] Bei Kreuzallergie: Rind- und Kalbfleisch weglassen

Es ist daher empfehlenswert, unter den übrigen erlaubten Lebensmitteln besonders **kalziumreiche Lebensmittel** auszuwählen. Gemüsesorten mit vergleichsweise hohem Kalziumgehalt sind z. B. Grünkohl, Brokkoli, Fenchel, Mangold, Spinat, Porree und Kohlrabi. Als Getränk ist ein kalziumreiches Mineralwasser mit mindestens 150 mg Kalzium pro Liter empfehlenswert. Auch kalziumangereicherte Fruchtsäfte und Fruchtsaftgetränke sind zur Erhöhung der Kalziumzufuhr geeignet. Fruchtsaftgetränke sind aufgrund ihrer hohen Wasser- und Zuckerzusätze aber weniger empfehlenswert als reine Fruchtsäfte.

▶ Auf jeden Fall muß mit dem Kinderarzt besprochen werden, ob er eine zusätzliche Gabe von **Kalziumtabletten** zur Sicherstellung einer ausreichenden Kalziumzufuhr für notwendig erachtet.

4.3.3. *Ernährungsplan für Klein- und Schulkinder*

Für Klein- und Schulkinder mit Kuhmilcheiweißallergie gelten grundsätzlich dieselben Empfehlungen für die Mengenverhältnisse der Lebensmittel und die Zusammensetzung der Mahlzeiten wie in der **Optimierten Mischkost** (siehe Abschnitt 2.1.–2.3.). Kurz gesagt kommt es darauf an, daß pflanzliche Lebensmittel und Getränke reichlich, tierische Lebensmittel mäßig und fett- und zuckerreiche Lebensmittel sparsam verzehrt werden. Über den Tag verteilt sollten möglichst 5 Mahlzeiten, d. h. 3 Hauptmahlzeiten und 2 Zwischenmahlzeiten, eingenommen werden. Tabelle 23 (S. 136 f.) gibt Hinweise zur Auswahl der Lebensmittel für die verschiedenen Mahlzeiten.

5 *Vegetarische Ernährung*

5.1. *Definitionen*

Die übliche Ernährung, die aus einer Mischung von pflanzlichen und tierischen Lebensmitteln besteht, wird als **omnivore Kost** bezeichnet (Omnivoren = Allesfresser).

Bei einer vegetarischen Ernährung wird dagegen auf bestimmte oder alle tierischen Lebensmittel verzichtet. Demgemäß werden verschiedene Formen des Vegetarismus unterschieden.

Ovolaktovegetarier lehnen den Verzehr von Fleisch ab, akzeptieren aber Eier und Milch. **Laktovegetarier** lehnen außer Fleisch auch den Verzehr von Eiern ab, verzehren aber Milch. Ovolaktovegetarier und Laktovegetarier werden meist zusammen vereinfachend als „**Vegetarier**" bezeichnet. Sie bilden zusammen die bei weitem größte Gruppe der Vegetarier. Zwischen ovolaktovegetarischer und laktovegetarischer Kost muß auch aus gesundheitlicher Sicht nicht unterschieden werden, da Eier in mäßigen Mengen (2–3 Stück pro Woche) keinen bedeutenden Beitrag zur Nährstoffzufuhr leisten.

Strenge Vegetarier, auch als **Veganer** bezeichnet, ernähren sich ausschließlich von pflanzlicher Kost.

Makrobioten, eine Untergruppe der Veganer, akzeptieren zwar Fisch, lehnen aber alle anderen tierischen Lebensmittel ab und bevorzugen von den pflanzlichen Lebensmitteln hauptsächlich Getreide und bestimmte Gemüsesorten sowie einige bei uns unübliche Lebensmittel, wie Algen und Sojaprodukte.

In bezug auf die gesundheitlichen Auswirkungen der Kost müssen die beiden Hauptkategorien des Vegetarismus, die ovolaktovegetarische Kost und die streng vegetarische Kost, getrennt betrachtet werden. In der Praxis ist eine solche Abgrenzung aber nicht immer möglich, da die Ausprägung des Vegetarismus je nach familiären Ernährungsgewohnheiten alle Übergangsformen zwischen den beiden genannten Kategorien annehmen kann.

5.2. *Vegetarische bzw. ovolaktovegetarische Ernährung*

Bei (ovolakto)vegetarischer Ernährung werden neben pflanzlichen Lebensmitteln auch Milch und Milchprodukte akzeptiert, ggf. als weitere tierische Lebensmittel noch Fisch und Eier. Aufgrund des hohen Anteils von pflanzlichen Lebensmitteln enthält (ovolakto)vegetarische Kost gegenüber der in den meisten Industrieländern üblichen omnivoren überreichlichen Ernährung weniger gesättigte Fettsäuren, Cholesterin und Purine und eher weniger Energie (Kalorien), aber mehr komplexe Kohlenhydrate, Ballaststoffe und ungesättigte Fettsäuren. Eine solche Kost ist von **Vorteil für die Vorbeugung von Zivilisationskrankheiten**, wie Übergewicht, Herz-Kreislaufkrankheiten, Bluthochdruck, Osteoporose, Gicht und manche Krebsarten.

▶ Mit ausgewogener vegetarischer Ernährung, in der regelmäßig Milch und Milchprodukte verzehrt und Getreide, Kartoffeln, Gemüse und Obst abwechslungsreich kombiniert werden, kann der Nährstoffbedarf in allen Altersgruppen leicht gedeckt und Zivilisationskrankheiten vorgebeugt werden.

Der einzige **kritische Nährstoff** bei ovolaktovegetarischer Ernährung ist **Eisen**. Die Bioverfügbarkeit von Eisen aus pflanzlichen Lebensmitteln ist mit etwa 2–5% wesentlich niedriger als die Bioverfügbarkeit von Eisen aus Fleisch. Das heißt, der Körper kann von dem in pflanzlicher Nahrung vorhandenen Eisen vergleichsweise wenig aufnehmen und verwerten. Das im Fleisch enthaltene Hämeisen, ein Bestandteil des Blutfarbstoffs, kann dagegen zu etwa 20% vom Körper ausgenutzt werden. Außerdem verbessert Fleisch in einer Mahlzeit die Bioverfügbarkeit von Eisen aus pflanzlichen Lebensmitteln.

Zwar ist ausgeprägter Eisenmangel bei vegetarisch ernährten Kindern und Erwachsenen nicht häufiger als bei üblicher Kost, aber die Eisenreserven von Vegetariern sind im Vergleich zu den Eisenreserven von Nichtvegetariern deutlich geringer.

Eine ausreichende Versorgung mit **Eiweiß** ist bei vegetarischer Ernährung kein Problem, da Milch (und ggf. Eier) reichlich hochwertiges Eiweiß enthalten. Außerdem kann durch Milch und Eier die geringere biologische Wertigkeit von pflanzlichem Eiweiß verbessert werden.

5.3. *Streng vegetarische Ernährung*

Streng vegetarische Kost enthält nur pflanzliche Lebensmittel und ggf. geringe Mengen Fisch. Insbesondere der Verzicht auf Milch sowie der trotz großem Nahrungsvolumen meist geringe Energiegehalt streng vegetarischer Kost führen dazu, daß die Versorgung mit einer **Reihe von Nährstoffen kritisch** werden kann. Dies gilt insbesondere für die Versorgung mit Kalzium, Vitamin D, Vitamin B_{12}, Eisen und Vitamin B_2. Im Wachstumsalter kann zusätzlich die Versorgung mit Eiweiß und Energie zum Problem werden.

Milch und Milchprodukte sind die wichtigsten Lebensmittel für die Zufuhr von **Kalzium.** Im Wachstum ist eine ausreichende Versorgung mit Kalzium von größter Bedeutung für den Knochenaufbau. Ohne Milch und Milchprodukte ist es nicht möglich, die empfohlenen Mengen an Kalzium aufzunehmen.

Vitamin D und seine Vorstufen kommen überwiegend in tierischen Lebensmitteln vor, besonders in Fisch, Eiern und Milch. Vitamin D ist wichtig, damit Kalzium aus dem Darm aufgenommen und in die Knochen eingebaut werden kann. Wenn die Haut genügend Sonnenlicht erhält, bildet sie selbst ausreichende Mengen an Vitamin D.

▶ **Vitamin B_{12}** findet sich nur in tierischen Lebensmitteln. Bei reiner Pflanzenkost sind Mangelerscheinungen in jedem Lebensalter unausweichlich. Sie treten um so früher auf, je kleiner die Körperspeicher der betreffenden Person sind und je größer der Bedarf ist. Am stärksten gefährdet sind deshalb gestillte Säuglinge von streng vegetarisch ernährten Müttern, da solche Mütter, je nachdem wie lange sie sich streng vegetarisch ernährt haben, nur geringe oder gar keine Reserven von Vitamin B_{12} haben. Bei einem Vitamin-B_{12}-Mangel im Säuglingsalter kann es zu schwersten bleibenden Störungen von Nervenfunktionen und Hirnentwicklung kommen.

Vitamin B_2 wird bei üblicher Ernährung überwiegend mit Milch und Milchprodukten sowie mit Fleisch geliefert. Aber auch Vollkorngetreide und manche Gemüse sind gute Quellen für Vitamin B_2. Deshalb kann das Risiko für einen Vitamin-B_2-Mangel bei streng vegetarischer Ernährung durch eine entsprechende Lebensmittelauswahl vermindert werden.

Tierisches Eiweiß hat die höchste biologische Wertigkeit, d. h. es entspricht in der Zusammensetzung seiner Bausteine, der Aminosäuren, am besten dem körpereigenen Eiweiß. Die geringe biologische Wertigkeit von pflanzlichem Eiweiß kann verbessert werden, wenn bestimmte pflanzliche Lebensmittel miteinander kombiniert werden, z. B. Hülsenfrüchte mit Getreide. Hierfür sind spezielle Kenntnisse der Lebensmittelzusammensetzung erforderlich. Der Eiweißbedarf pro kg Körpergewicht ist im Säuglingsalter aufgrund des raschen Wachstums am höchsten. Deshalb kann es bei völligem Verzicht auf tierische Lebensmittel besonders im Säuglings- und Kleinkindalter zu Eiweißmangel und Wachstumsstörungen kommen.

Die **Energiedichte** der Kost, d. h. der Energiegehalt in Bezug auf die Nahrungsmenge, ist bei reiner Pflanzenkost in der Regel niedrig. Dies ist insbesondere dann der Fall, wenn überwiegend Rohkost in Form von Gemüse und Obst, aber wenig Getreide und Kartoffeln verzehrt werden. Da eine solche Kost voluminös ist, besteht die Gefahr, daß Säuglinge und Kleinkinder nicht genügend Nahrung aufnehmen können, um ihren hohen Energiebedarf für das Wachstum zu decken.

▶ Aufgrund der zahlreichen Risiken für die Nährstoffversorgung ist streng vegetarische Ernährung für keine Altersgruppe empfehlenswert. Die Risiken sind um so größer, je höher der Bedarf an Energie und Nährstoffen ist. **Eine streng vegetarische Ernährung ist deshalb für Säuglinge, Kinder und Jugendliche sowie für Schwangere und Stillende strikt abzulehnen.**

5.4. *Praktische Empfehlungen*

Eine abwechslungsreiche (omnivore) Mischkost mit pflanzlichen und tierischen Lebensmitteln bietet nach heutigen Kenntnissen für alle Altersgruppen die größte Sicherheit für eine gute Versorgung mit allen Nährstoffen. Praktische Anleitungen für eine solche Ernährung bieten der ,,Ernährungsplan für das 1. Lebensjahr'' (siehe Abschnitt 1.2.) und die ,,Optimierte Mischkost'' für Kinder, Jugendliche und Familien (siehe Abschnitt 2.).

▶ Möchte eine Familie sich (**ovolakto**)**vegetarisch** ernähren und auch in der Ernährung der Kinder auf Fleisch verzichten, kommt es darauf an, auch unter diesen Bedingungen eine möglichst gute Eisenversorgung zu erreichen.

Milch und Eier sind keine guten Quellen für Eisen. Milch enthält nur sehr wenig Eisen mit einer schlechten Bioverfügbarkeit. Darüber hinaus vermindert Milch in einer Mahlzeit die Verfügbarkeit von Eisen aus pflanzlichen Lebensmitteln. Der vergleichsweise hohe Gehalt von Eisen in Eiern spielt praktisch keine große Rolle, da das Eisen in Eiern schlecht verfügbar ist und der Gesamtverzehr von Eiern in einer gut gemischten Kost auf 2 – 3 Stück pro Woche beschränkt werden sollte.

Pflanzliche Lebensmittel mit hohem Eisengehalt sind Vollkorngetreide, besonders Hafer und Hirse, und daraus hergestellte Produkte, wie Vollkornbrot und Vollkornflocken. Auch Hülsenfrüchte und bestimmte Gemüse- und Salatsorten sind eisenreich (siehe Tabelle 24).

Die schlechte Verfügbarkeit von Eisen aus pflanzlichen Lebensmitteln kann erheblich verbessert werden, wenn gleichzeitig Vitamin C aufgenommen wird. Für die Praxis ist es hilfreich zu wissen, daß die zur Verbesserung der Bioverfügbarkeit von Eisen erforderlichen Mengen von Vitamin C mit üblichen Lebensmitteln erreicht werden können, so daß Vitamin C-

Tabelle 24: Eisenreiche und Vitamin C-reiche Lebensmittel

Lebensmittel	Eisen (mg/100 g)	Lebensmittel	Vitamin C (mg/100 g)
Getreide, Getreide-produkte		**Gemüse**	
		Paprika, roh	138
Hirse	9,0	Grünkohl, gekocht	105
Amaranth	9,0	Fenchel, roh	93
Quinoa	8,0	Brokkoli, gekocht	90
Weizenkeime	8,0	Rosenkohl, gekocht	85
Buchweizen	3,2	Blumenkohl, roh	73
		gekocht	49
Hafer	5,8	Kohlrabi, roh	63
Haferflocken	4,6	Weißkohl, roh	45
Roggen	4,6	Feldsalat	35
Weizen	3,3	Spinat, gekocht	29
Reis (Vollkorn)	2,6	Tomate	25
Cornflakes	2,0		
		Frischobst	
Roggenvollkornbrot	3,3	Johannisbeeren, schwarz	177
Roggenmischbrot	2,4	Kiwi	71
Weizenvollkornbrot	2,0	Erdbeeren	64
Weizenmischbrot	1,7	Zitrusfrüchte	45 – 50
		Orangensaft	44
Gemüse		Apfel	12
Schwarzwurzeln	2,9	Banane	12
Spinat	2,9		
Fenchel	2,7		
Mangold	2,7		
Feldsalat	2,0		
Grünkohl	1,9		
Endiviensalat	1,4		
Hülsenfrüchte			
Linsen, gekocht	2,1		
Erbsen, grün, gekocht	1,3		
Nüsse, Ölsaat			
Pistazie	7,3		
Sonnenblumenkerne	6,3		
Mandel	4,1		
Walnuß	2,5		
Erdnuß	2,3		

Zulagen in Form von Tabletten oder Pulvern überflüssig sind. Durch 50 mg Vitamin C, die z. B. in 100 ml Orangensaft enthalten sind, wird die Bioverfügbarkeit von Eisen in einer vegetarischen Mahlzeit bereits etwa verdoppelt. Vitamin-C-reiche Gemüse- und Obstsorten sind in Tabelle 24 (S. 143) aufgeführt.

Bei **fleischfreier Ernährung des Säuglings** kann der Gemüse-Kartoffel-Fleisch-Brei des Ernährungsplans für das 1. Lebensjahr in einen vegetarischen Gemüse-Kartoffel-Getreide-Brei mit Zugabe von Orangensaft abgewandelt werden.

Rezept für einen fleischfreien Gemüse-Kartoffel-Brei (Beispiel für den 7.–9. Monat):

100 g	Gemüse putzen, kleinschneiden.
50 g	Kartoffeln schälen, kleinschneiden und mit dem Gemüse in wenig Wasser weichdünsten.
10 g	Haferflocken zufügen und mit
30 g	Orangensaft und
20 g	Wasser pürieren.
10 g	Sojaöl in den heißen Brei einrühren.

Soll industriell hergestellte Beikost verwendet werden, können Gemüse-Vollkorngetreide-Breie, die es als Gläschenkost gibt, als Alternative zu den üblichen fleischhaltigen Menüs verwendet werden. Falls aus der Zutatenliste hervorgeht, daß das fleischfreie Fertigprodukt keinen Zusatz von Vitamin C hat, sollten dem Gemüse-Vollkorngetreide-Brei einige Eßlöffel Orangensaft oder anderer Saft für Säuglinge mit vergleichbar hohem Vitamin-C-Gehalt (etwa 40 mg Vitamin C pro 100 ml; siehe Aufdruck auf der Banderole) zugesetzt werden.

Der fleischfreie alternative Gemüse-Getreide-Brei sollte ebenso wie der Getreide-Obst-Brei des Ernährungsplans (siehe Abschnitt 1.2.) milchfrei sein, damit nicht durch Milch die Bioverfügbarkeit von Eisen in der Mahlzeit vermindert wird.

Bei **fleischfreier Ernährung von Kindern, Jugendlichen und Familien** gibt es viele Möglichkeiten, eisenreiche pflanzliche Lebensmittel mit Vitamin-C-reichen Lebensmitteln in Mahlzeiten zu kombinieren.

Beispiele hierfür sind:

● Müsli aus Vollkornprodukten mit Orangensaft oder Frischobst;
● Orangensaft (etwa 100 ml) oder Frischobst bzw. Gemüserohkost zur Brotmahlzeit mit Vollkornbrot;

● Vollkornreis- oder Vollkornnudel-Auflauf mit Paprika (roh oder gedünstet);
● Getreidebratling mit Kohlrabi (roh oder gedünstet).

Wird ein Kind entgegen den Empfehlungen **streng vegetarisch** ernährt, sollte zur Verminderung der größten Risiken mindestens für einen geeigneten Milchersatz gesorgt werden, mit dem Vitamin B$_{12}$, Kalzium und Vitamin D zugeführt werden. Hierfür kommen spezielle Säuglingsmilchnahrungen auf Sojabasis in Frage (siehe Tabelle 20, S. 128). Diese Sojamilchnahrungen können auch bei älteren Kindern als Ersatz für Kuhmilch eingesetzt werden.

6 Anhang

Industriell hergestellte Säuglingsnahrung

6.1. Industriell hergestellte fleischhaltige Menüs für Säuglinge

6.1. *Industriell hergestellte fleischhaltige Menüs für Säuglinge*

	An-zahl	Anzahl und Art der enthaltenen Lebensmittel		
		Gemüse/Obst	Kartoffeln/ Getreide	Fleisch/Ei
zum Vergleich: **selbstzubereitete Beikost** Gemüse-Kartoffel- Fleisch-Brei (ab 5. Monat)	5	1. Gemüse 3. Orangensaft	2. Kartoffeln	4. Fleisch
industriell hergestellte Beikost *Baby-Menüs*				
Butterkarotten mit Kartoffeln und Hühnchen ALETE/NESTLE (nach dem 4. Monat)	5	1. Karotten	2. Kartoffeln	4. Hühhner- fleisch
Spinat mit Kartoffelpüree und Rindfleisch ALETE/NESTLE (nach dem 4. Monat)	5	1. Spinat	2. Kartoffeln	4. Rindfleisch
Bio-Rindfleisch in Karotten und Kartoffeln HIPP (nach dem 4. Monat)	5	1. Gemüse- mischung (Karotten, Kartoffeln)		3. Rindfleisch
Baby-Teller, Karotten mit Kartoffelpüree und Rind- fleisch ALETE/NESTLE (nach dem 4. Monat)	6	1. Gemüse (Karotten, Kartof- feln, Tomaten- mark)		2. Fleischbrühe 3. Rindfleisch
Feines Putenmenü HIPP (nach dem 4. Monat)	6	2. Pastinaken	3. Reis, gekocht	4. Putenfleisch
Schinkennudeln mit Gemüse HIPP (nach dem 4. Monat)	6	1. Gemüse- mischung (Ka- rotten, Tomaten)	2. Eiernudeln, gekocht	3. Vorder- schinken, unge- pökelt
Baby-Teller, Gemüse- töpfchen mit Geflügel ALETE/NESTLE (nach dem 4. Monat)	7	1. Gemüse (Karotten, Toma- ten, Pastinaken, Sellerie)	5. Weizengrieß	3. Geflügel- brühe 4. Geflügel- fleisch
Feines Gemüse mit Bio-Kalb- fleisch HIPP (nach dem 4. Monat)	7	1. Gemüse- mischung (Karotten, Mais)	3. Kartoffeln	5. Kalbfleisch

| Fett | Sonstiges | Gehalte in 100 g verzehrsfertigem Brei | | | | |
		Energie (kJ/kcal)	Eiweiß (g)	Kohlenhy-drate (g)	Fett (g)	Mineralstoff-zusätze
5. Fett		428/102	4,2	7,6	5,8	
5. Butterfett	3. Wasser 6. Salz	301/72	2,5	5,0	4,7	Eisen
5. Butterfett	3. Wasser 6. Salz	265/64	2,9	2,0	4,9	Eisen
4. pflanzliches Öl	2. Wasser 5. Jodsalz	275/66	2,5	4,5	4,2	
5. Pflanzenöl	4. Magermilch	297/71	2,4	7,0	3,7	Eisen
5. pflanzliches Öl	1. Wasser 6. Petersilie 7. Jodsalz	265/63	2,7	6,8	2,8	
6. pflanzliches Öl	4. Wasser 5. Gewürze	270/64	3,0	6,5	2,9	
6. Pflanzenöl	2. Wasser	266/63	3,4	7,0	2,4	Eisen
6. pflanzliches Öl	2. Vollmilch 4. Wasser 7. Jodsalz	275/65	3,0	6,3	3,1	

Fortsetzung Tab. 6.1.

	An-zahl	Anzahl und Art der enthaltenen Lebensmittel		
		Gemüse/Obst	Kartoffeln/ Getreide	Fleisch/Ei
Gartengemüse mit Bio-Rindfleisch HIPP (nach dem 4. Monat)	7	1. Gemüse-mischung (Karotten, Kartoffeln, Erbsen) 4. Zwiebeln		3. Rindfleisch
Gemüsevollkornreis mit Bio-Kalbfleisch HIPP (nach dem 4. Monat)	7	2. Gemüse-mischung (Pastinaken, Mais)	3. Vollkornreis, gekocht	4. Kalbfleisch
Baby-Teller, Gartengemüse mit Kartoffeln und Schweine-fleisch ALETE/NESTLE (nach dem 4. Monat)	8	1. Gemüse (Kartoffeln, Er-bsen, Karotten, Sellerie, Zwiebeln)	4. Reis, gekocht	3. Fleischbrühe 5. Schweine-fleisch
Bio-Kalbfleisch in Garten-gemüse und Kartoffelbrei ALETE/NESTLE (nach dem 4. Monat)	8	1. Gemüse (Karotten, Toma-tenmark, Erbsen, Zwiebeln)	2. Kartoffeln 5. Reis, gekocht	3. Fleischbrühe 4. Kalbfleisch
Feines Gemüse mit Spa-ghetti und Bio-Kalbfleisch ALETE/NESTLE (nach dem 4. Monat)	8	1. Gemüse (Karotten, To-matenmark, Pa-stinaken, Ge-müsemais, Lauch)	3. Spaghetti, ge-kocht 7. Hartweizen-grieß	4. Fleischbrühe 5. Kalbfleisch
Geflügel in Karotten und Reis ALETE/NESTLE (nach dem 4. Monat)	8	1. Karotten 7. Zwiebeln	3. Reis, gekocht	4. Geflügel-fleisch
Hühnchen in Gemüse und Reis BEBIVITA/SOMALON (nach dem 4. Monat)	8	1. Gemüse-mischung (Karotten, To-maten, Erbsen) 6. Zwiebeln	4. Reis, gekocht	3. Hühner-fleisch
Gemüsereis mit Bio-Rind-fleisch HIPP (nach dem 4. Monat)	8	1. Gemüse-mischung (Karotten, Tomaten)	3. Reis, gekocht 5. Kartoffeln	4. Rindfleisch

		Gehalte in 100 g verzehrsfertigem Brei				
Fett	Sonstiges	Energie (kJ/kcal)	Eiweiß (g)	Kohlenhy- drate (g)	Fett (g)	Mineral- stoffzusätze
5. pflanzliches Öl	2. Wasser 6. Jodsalz	255/61	2,8	6,0	2,9	
5. pflanzliches Öl	1. Wasser 6. Jodsalz 7. Gewürze	290/70	2,8	7,0	3,4	
6. Pflanzenöl	2. Wasser	282/67	2,9	8,0	2,6	Eisen
7. Sojaöl	6. Wasser	254/61	3,4	5,0	3,0	
6. Pflanzenöl	2. Wasser	264/63	3,0	6,0	3,0	
6. Pflanzenöl	2. Wasser 5. Vollmilch 8. Salz 9. Gewürze	246/59	4,0	5,0	2,5	Eisen
5. pflanzliches Öl	2. Wasser 7. Speisesalz	251/60	2,9	6,0	2,7	
7. pflanzliches Öl	2. Wasser 6. Gewürze 8. Jodsalz	285/68	2,4	7,8	3,0	

Fortsetzung Tab. 6.1.

		Anzahl und Art der enthaltenen Lebensmittel		
	An-zahl	Gemüse/Obst	Kartoffeln/ Getreide	Fleisch/Ei
Hühnchen in Reis-Gemüse-creme HIPP (nach dem 4. Monat)	8	1. Gemüse-mischung (Karotten, To-maten, Erbsen)	3. Reis, gekocht	4. Hühner-fleisch
Karottengemüse mit Kartof-feln und Putenfleisch HIPP (nach dem 4. Monat)	8	1. Gemüse-mischung (Karotten, Mais, Lauch)	3. Kartoffeln	4. Putenfleisch
Spaghetti in Sauce Bolognese HIPP (nach dem 4. Monat)	8	1. Gemüse-mischung (Tomaten, Ka-rotten)	3. Spaghetti, gekocht 5. Reis, gekocht	4. Rindfleisch
Gartengemüse mit Kartoffel-pürree und Bio-Kalbfleisch HIPP (nach dem 4. Monat)	9	1. Gemüse-mischung (Karotten, To-maten)	4. Reis, gekocht 5. Kartoffeln	6. Kalbfleisch
Hühnchen in Gemüse, Eiernudeln ALETE/NESTLE (nach dem 4. Monat)	10	1. Gemüse (Karotten, Selle-rie, Pastinaken, Tomaten, Zwie-beln)	4. Eiernudeln, gekocht 5. Hartweizen-grieß	3. Hühner-fleisch
Zarte Erbsen mit Kartoffel-brei und Rindfleisch ALETE/NESTLE (nach dem 4. Monat)	10	1. Gemüse (Erbsen, Kartof-feln, Karotten, Sellerie, Zwiebeln)	4. Reis, gekocht	3. Rindfleisch
Gartengemüse mit Kartoffel-pürree und Rindfleisch ALETE/NESTLE (nach dem 4. Monat)	11	1. Gemüse (Karotten, To-matenmark, Selle-rie, Zwiebeln) 5. Äpfel	3. Kartoffeln	4. Rindfleisch
Junior-Menüs				
Junior-Teller, Spaghetti Napoli ALETE/NESTLE (ab 8. Monat)	6	1. Tomatenmark 2. Gemüsebrühe 4. Karotten 6. Zwiebeln	3. Eierspaghetti, gekocht 5. Reismehl	

| Fett | Sonstiges | Gehalte in 100 g verzehrsfertigem Brei | | | | |
		Energie (kJ/kcal)	Eiweiß (g)	Kohlenhy-drate (g)	Fett (g)	Mineralstoff-zusätze
6. pflanzliches Öl	2. Wasser 5. Gewürze 7. Jodsalz	255/60	2,7	7,9	2,0	
5. pflanzliches Öl	2. Wasser 6. Gewürze 7. Jodsalz	275/65	3,2	7,0	2,7	
7. pflanzliches Öl	2. Wasser 6. Gewürze 8. Jodsalz	290/69	3,0	8,1	2,7	
8. pflanzliches Öl	2. Wasser 3. Vollmilch 7. Gewürze 9. Jodsalz	290/69	3,2	8,5	2,5	
6. Pflanzenöl	2. Wasser 7. Salz 8. Gewürze	270/65	3,7	5,0	3,3	Eisen
5. Pflanzenöl	2. Wasser 6. Salz 7. Gewürze	261/62	3,8	5,0	3,0	Eisen
6. Pflanzenöl	2. Magermilch 7. Salz 8. Gewürze	243/58	3,0	5,0	2,9	Eisen
7. Sojaöl		231/55	2,0	9,0	1,2	Eisen

Fortsetzung Tab. 6.1.

	Anzahl und Art der enthaltenen Lebensmittel			
	An-zahl	Gemüse/Obst	Kartoffeln/ Getreide	Fleisch/Ei
Hühnchen in Gemüse BEBIVITA/SOMALON (ab 8. Monat)	7	1. Gemüse-mischung (Kartoffeln, Tomaten)	4. Reis, gekocht	3. Hühner-fleisch
Spaghetti mit Karotten, Tomaten und Rindfleisch BEBIVITA/SOMALON (ab 8. Monat)	7	1. Gemüse-mischung (Tomaten, Karotten)	3. Spaghetti, gekocht 5. Weizenmehl	4. Rindfleisch
Blumenkohlgemüse mit Bio-Kalbfleisch HIPP (ab 8. Monat)	7	2. Gemüse-mischung (Karotten, Blumenkohl)	3. Reis, gekocht	4. Kalbfleisch
Gemüsereis mit zartem Putenfleisch HIPP (ab 8. Monat)	7	2. Gemüse (Karotten, To-maten)	3. Reis, gekocht	4. Putenfleisch
Hühnchen in Tomaten und Kartoffeln HIPP (ab 8. Monat)	7	1. Gemüse-mischung (Kartoffeln, To-maten)	4. Weizenmehl	3. Hühner-fleisch
Kartoffel-Gemüse mit Bio-Rindfleisch HIPP (ab 8. Monat)	7	2. Gemüse-mischung (Kartoffeln, Karotten)	4. Weizenmehl	3. Rindfleisch
Tomatennudeln mit Bio-Rindfleisch HIPP (ab 8. Monat)	7	1. Tomaten 4. Karotten	3. Nudeln, gekocht 6. Weizenmehl	5. Rindfleisch
Junior-Teller, Schinken-Nudeln ALETE/NESTLE (ab 8. Monat)	8	1. Tomatenmark 2. Gemüsebrühe 7. Karotten 8. Zwiebeln	4. Eiergabel-spaghetti, gekocht 6. Reismehl	5. Vorder-schinken, gekocht, unge-pökelt
Junior-Teller, Spaghetti Bolognese ALETE/NESTLE (ab 8. Monat)	8	1. Tomatenmark 3. Karotten 7. Zwiebeln	4. Eierspaghetti, gekocht 6. Reismehl	2. Fleischbrühe 5. Schweine-und Rindfleisch

		Gehalte in 100 g verzehrsfertigem Brei				
Fett	Sonstiges	Energie (kJ/kcal)	Eiweiß (g)	Kohlenhy-drate (g)	Fett (g)	Mineralstoff-zusätze
5. pflanzliches Öl	2. Wasser 6. Speisesalz 7. Gewürze	277/66	2,8	8,0	2,5	
6. pflanzliches Öl	2. Wasser 7. Speisesalz 8. Gewürze	278/66	3,1	7,4	2,7	
6. pflanzliches Öl	1. Wasser 5. Gewürze 7. Jodsalz	280/67	2,6	7,4	3,0	
5. pflanzliches Öl	1. Wasser 6. Jodsalz 7. Gewürze	250/59	2,1	7,8	2,2	
6. pflanzliches Öl	2. Wasser 5. Gewürze 7. Jodsalz	285/68	2,9	7,7	2,8	
6. pflanzliches Öl	1. Wasser 5. Gewürze 7. Jodsalz	265/63	2,3	7,2	2,9	
8. pflanzliches Öl	2. Wasser 7. Gewürze 9. Jodsalz	275/66	3,0	7,6	2,6	
9. Sojaöl	3. Wasser 10. Petersilie	313/75	2,9	9,0	3,0	Eisen
8. Sojaöl		295/70	2,8	8,0	3,0	Eisen

Fortsetzung Tab. 6.1.

	Anzahl	Anzahl und Art der enthaltenen Lebensmittel		
		Gemüse/Obst	Kartoffeln/ Getreide	Fleisch/Ei
Karottengemüse mit Rahm und Truthahn ALETE/NESTLE (ab 8. Monat)	8	1. Karotten 5. Apfelsaft 8. Zwiebeln	3. Reis, gekocht 7. Hartweizengrieß	4. Truthahnfleisch 2. Geflügelbrühe
Schinken in Gemüse-Allerlei BEBIVITA/SOMALON (ab 8. Monat)	8	2. Gemüsemischung (Karotten, Tomaten, Mais)	3. Eiernudeln, gekocht 5. Reis, gekocht	4. Vorderschinken, ungepökelt
Spaghetti in Sauce Bolognese HIPP (ab 8. Monat)	8	1. Gemüsemischung (Tomaten, Sellerie)	3. Spaghetti, gekocht 5. Reis, gekocht	4. Rindfleisch
Bio-Kalbfleisch in Gartengemüse, Reis ALETE/NESTLE (ab 8. Monat)	9	1. Gemüse (Karotten, Pastinaken, Erbsen, Sellerie, Zwiebeln)	3. Reis, gekocht	2. Fleischbrühe 4. Kalbfleisch
Gartengemüse mit Bio-Kalbfleisch HIPP (ab 8. Monat)	9	2. Gemüsemischung (Kartoffeln, Karotten, Bohnen, Mais)	4. Weizenmehl	3. Kalbfleisch
Schinken in Gemüse-Allerlei und Eiernudeln HIPP (ab 8. Monat)	9	1. Gemüsemischung (Karotten, Tomaten, Mais)	3. Eiernudeln, gekocht 5. Weizenmehl	4. Vorderschinken, ungepökelt
Feiner Tomaten-Reis mit Rindfleisch ALETE/NESTLE (ab 8. Monat)	10	1. Tomatenmark 3. Gemüse (Karotten, Sellerie, Paprika, Zwiebeln)	2. Reis, gekocht	5. Rindfleisch
Geflügel in Gartengemüse und Reis ALETE/NESTLE (ab 8. Monat)	10	1. Gemüse (Karotten, Sellerie, Tomatenmark, Gemüsemais, Zwiebeln)	2. Reis, gekocht	4. Geflügelfleisch

		Gehalte in 100 g verzehrsfertigem Brei				
Fett	Sonstiges	Energie (kJ/kcal)	Eiweiß (g)	Kohlenhy- drate (g)	Fett (g)	Mineralstoff- zusätze
9. Pflanzenöl	6. Schlagrahm	255/61	3,1	6,0	2,7	Eisen
7. pflanzliches Öl	1. Wasser 6. Speisesalz	276/66	2,8	8,2	2,4	
7. pflanzliches Öl	2. Wasser 6. Gewürze 8. Jodsalz	285/68	3,1	7,8	2,7	
5. Sojaöl	6. Petersilie	257/61	3,6	5,0	3,0	
5. pflanzliches Öl	1. Wasser 6. Gewürze 7. Jodsalz	275/66	2,7	7,2	2,9	
8. pflanzliches Öl	2. Wasser 6. Gewürze 7. Jodsalz	285/68	3,1	8,5	2,4	
6. Pflanzenöl	4. Wasser 7. Salz 8. Gewürze	261/62	2,8	6,0	3,0	Eisen
5. Pflanzenöl	3. Wasser 6. Salz 7. Gewürze	235/57	3,6	5,0	2,4	Eisen

Fortsetzung Tab. 6.1.

	An-zahl	— Anzahl und Art der enthaltenen Lebensmittel		

	An-zahl	Gemüse/Obst	Kartoffeln/ Getreide	Fleisch/Ei
Schinken in Gemüse-Allerlei ALETE/NESTLE (ab 8. Monat)	10	1. Gemüse (Karotten, Erbsen, Tomatenmark, Zwiebeln) 2. Gemüsebrühe	3. Reis, gekocht 5. Teigwaren, gekocht 8. Hartweizengrieß	4. Vorderschinken, ungepökelt, gekocht
Spaghetti mit Karotten, Tomaten und Rindfleisch ALETE/NESTLE (ab 8. Monat)	10	1. Gemüse (Karotten, Tomatenmark, Sellerie, Paprika, Zwiebeln)	4. Spaghetti, gekocht 5. Reis	2. Fleischbrühe 3. Rindfleisch
Kartoffeln mit zarten Erbsen und Rindfleisch ALETE/NESTLE (ab 8. Monat)	11	1. Gemüse (Kartoffeln, Erbsen, Karotten, Sellerie, Zwiebeln)	4. Reis, gekocht	3. Rindfleisch
Zartes Schweinefleisch in Gemüse und Nudeln ALETE/NESTLE (ab 8. Monat)	11	1. Gemüse (Karotten, Pastinaken, Sellerie, Zwiebeln)	5. Teigwaren, gekocht 6. Reis, gekocht 7. Hartweizengrieß	4. Schweinefleisch

		Gehalte in 100 g verzehrsfertigem Brei				
Fett	Sonstiges	Energie (kJ/kcal)	Eiweiß (g)	Kohlenhy-drate (g)	Fett (g)	Mineralstoff-zusätze
7. Pflanzenöl	6. Magermilch 9. Petersilie	287/69	3,6	5,0	3,8	Eisen
6. Pflanzenöl	7. Gewürze	246/59	3,3	4,0	3,3	Eisen
5. Pflanzenöl	2. Wasser 6. Zitronensaft 7. Salz 8. Gewürze	261/62	3,4	5,0	3,2	Eisen
8. Pflanzenöl	2. Wasser 3. Magermilch 9. Salz 10. Gewürze	255/61	3,8	4,0	3,3	Eisen

6.2. *Industriell hergestellte Milch-Getreide-Breie für Säuglinge*

	Anzahl und Art der enthaltenen Lebensmittel				
	An-zahl	Milch-produkte	Getreide-produkte	Frucht-produkte	Zucker/ andere Kohlenhydrate
zum Vergleich: **selbstzubereitete Beikost** Vollmilch-Getreide-Brei (ab 6. Monat)	3	1. Vollmilch	2. Getreide-flocken	2. Orangen-saft	
industriell hergestellte Beikost *Trockenprodukte* *1) Deklaration 4. bzw. 5. Monat*					
Milch-Fertigbrei Banane ALETE/NESTLE (nach dem 4. Monat)	5	1. entrahmte Milch 2. Vollmilch	3. Reisgrieß	4. Bananen-flocken	
Milchbrei Milchreis HIPP (nach dem 4. Monat)	5	2. Milch-pulver, ent-rahmt	1. Reismehl		3. Malto-dextrin
Milch-Fertigbrei Banane MILASAN (nach dem 4. Monat)	5	2. Mager-milchpulver 6. Milchfett	1. Reis	3. Bananen-pulver	5. Zucker
Milchbrei Aprikose HIPP (nach dem 4. Monat)	6	2. Milch-pulver, ent-rahmt	1. Reismehl	6. Aprikosen-fruchtpulver	4. Zucker 5. Malto-dextrin
Keksbrei HUMANA (nach dem 4. Monat)	6	1. Mager-milchpulver	2. Maisquell-stärke		5. Fructose 6. Glucose
Milch-Fertigbrei Grieß MILASAN (nach dem 4. Monat)	6	2. Mager-milchpulver 5. Milchfett	1. Weizen-grieß		3. Zucker
Milch-Fertigbrei Orange MILASAN (nach dem 4. Monat)	6	2. Mager-milchpulver 6. Milchfett	1. Weizen-grieß	5. Orangen-pulver	3. Zucker
Milch-Fertigbrei Reis MILASAN (nach dem 4. Monat)	6	2. Mager-milchpulver 5. Milchfett	1. Reis		4. Zucker

| Sonstiges | Gehalte in 100 g verzehrsfertigem Brei | | | | Nährstoffzusätze |
	Energie (kJ/kcal)	Eiweiß (g)	Kohlenhy-drate (g)	Fett (g)	
	377/90	3,9	9,9	3,5	
5. pflanzliche Öle 6. pflanzliche Fette 7. Emulgator Lecithin	465/110	3,1	16,1	3,6	11 Vitamine, Eisen, Jod
4. pflanzliche Öle 5. Vanillin	415/99	2,4*	13,3*	4,1*	10 Vitamine, Calcium, Eisen, Jod
4. pflanzliche Öle und Fette	423/101	2,9	14,4	3,4	11 Vitamine, Calcium, Eisen, Jod
3. pflanzliche Öle	420/100	2,5*	13,5*	4,1*	10 Vitamine, Calcium, Eisen, Jod
3. gemahlener Butter-keks 4. pflanzliche Fette	483/114	3,0	16,3	4,0	11 Vitamine, Eisen, Jod
4. pflanzliche Fette und Öle 6. Vanille 7. Zimt	401/95	3,1	15,4	2,3	11 Vitamine, Calcium, Eisen, Jod
4. pflanzliche Öle und Fette 7. Vanillin	397/94	3,2	15,0	2,3	11 Vitamine, Calcium, Eisen, Jod
3. pflanzliche Öle und Fette 6. Vanille 7. Zimt	448/106	2,9	15,3	3,6	11 Vitamine, Calcium, Eisen, Jod

* berechnet aus Portionsangaben

Fortsetzung Tab. 6.2.

	Anzahl und Art der enthaltenen Lebensmittel				
	An-zahl	Milch-produkte	Getreide-produkte	Frucht-produkte	Zucker/andere Kohlenhydrate
Milchbrei Banane ohne Kristallzuckerzusatz MILUPA (nach dem 4. Monat)	6	2. Mager-milchpulver 6. Vollmilch-pulver	1. Reis	3. Bananen-pulver	5. Malto-dextrin 7. Milch-zucker
Milch-Fertigbrei Grieß ALETE/NESTLE (nach dem 4. Monat)	7	1. entrahmte Milch 2. Vollmilch	3. Weizenmehl 4. Hartweizen-grieß		6. Zucker
Bananenbrei HUMANA (nach dem 4. Monat)	7	1. Mager-milchpulver	3. Maisquell-stärke 6. Maisquell-grieß	2. Bananen-fruchtpulver	5. Glucose 7. Malto-dextrin
Birnen-Reisbrei HUMANA (nach dem 4. Monat)	7	1. Mager-milchpulver	2. Reisquell-flocken 4. Maisquell-stärke	5. Birnen-fruchtpulver	6. Glucose 7. Fructose
Lactana Bananenbrei TÖPFER (ab Ende 4. Monat)	7	2. Milch-pulver, entrahmt 7. Milchfett	1. Reis	5. Bananen-pulver	3. Trauben-zucker
Milchbrei Banane MILUPA (nach dem 4. Monat)	8	2. Mager-milchpulver 7. Vollmilch-pulver	1. Reis	3. Bananen-pulver	5. Maltodextrin 6. Zucker 8. Fruchtzucker 9. Milchzucker
Schoko-Milchbrei HUMANA (nach dem 4. Monat)	9	1. Mager-milchpulver	2. Reisquell-flocken 4. Maisquell-stärke	7. Birnen-fruchtpulver	6. Malto-dextrin 8. Glucose
Milch-Fertigbrei Apfel MILASAN (nach dem 4. Monat)	9	1. Mager-milchpulver 7. Milchfett	2. Weizengrieß 3. Mehrkorn-grieß (Reis, Hafer, Roggen)	4. Apfelpulver	5. Zucker

| Sonstiges | Gehalte in 100 g verzehrsfertigem Brei | | | | |
	Energie (kJ/kcal)	Eiweiß (g)	Kohlenhy- drate (g)	Fett (g)	Nährstoffzusätze
4. pflanzliche Öle und Fette	399/95	2,5	13,8	3,0	11 Vitamine, Calcium, Eisen, Jod
5. pflanzliche Öle 7. pflanzliches Fett 8. Emulgator Lecithin 9. Aroma Vanillin 10. Zimt	512/121	4,4	19,7	2,7	11 Vitamine, Eisen, Jod
4. pflanzliche Fette 8. Vanillin	475/112	3,0	15,7	4,0	11 Vitamine, Calcium, Eisen, Jod
3. pflanzliche Fette	484/114	3,0	16,3	4,0	11 Vitamine, Eisen, Jod
4. pflanzliche Öle 6. Sojaprotein, isoliert 8. Vanillin	441/105	2,8*	15,3*	3,6*	12 Vitamine, Calcium, Eisen, Jod
4. pflanzliche Öle und Fette	395/94	2,5	14,2	3,0	11 Vitamine, Calcium, Eisen, Jod
3. pflanzliche Fette 5. Schokoladenpulver 9. Vanillin	479/113	2,9	16,2	4,0	11 Vitamine, Calcium, Eisen, Jod
6. pflanzliche Öle und Fette 8. Zimt	403/96	3,1	15,3	2,4	11 Vitamine, Calcium, Eisen, Jod

* berechnet aus Portionsangaben

Fortsetzung Tab. 6.2.

	Anzahl und Art der enthaltenen Lebensmittel				
	An-zahl	Milch-produkte	Getreide-produkte	Frucht-produkte	Zucker/ andere Kohlenhydrate
Milchbrei Milch-Reis MILUPA (nach dem 4. Monat)	9	2. Magermilchpulver	1. Reis		4. Zucker 5. Maltodextrin 8. Milchzucker
Milchbrei Milch-Reis Apfel-Honig MILUPA (nach dem 4. Monat)	9	2. Magermilchpulver	1. Reis	4. Apfelpulver	5. Zucker 6. Honig 8. Maltodextrin 9. Milchzucker
Milch-Fertigbrei Fruchtmix MILASAN (nach dem 4. Monat)	10	2. Magermilchpulver 6. Milchfett	1. Reis	4. Fruchtpulver (Bananen, Orangen, Birnen, Ananas, Apfel)	3. Zucker
Milchbrei 3-Korn MILUPA (nach dem 4. Monat)	10	2. Magermilchpulver	1. Getreide (Reis, Mais, Hirse)		4. Milchzucker 5. Maltodextrin
Milchbrei Milch-Reis-Apfel, ohne Kristallzuckerzusatz MILUPA (nach dem 4. Monat)	10	2. Magermilchpulver	1. Reis	3. Fruchtpulver (Apfel, Birne)	5. Maltodextrin 8. Milchzucker
Milch-Fertigbrei Früchte ALETE/NESTLE (nach dem 4. Monat)	11	1. entrahmte Milch 2. Vollmilch	3. Weizenmehl 5. Hartweizengrieß	4. Fruchtpulver (Banane, Apfel, Aprikose, Birne, Pfirsich, Ananas)	8. Maltodextrin
Milchbrei Früchte HIPP (ab 5. Monat)	11	2. Milchpulver, entrahmt	1. Weizengrieß	5. Apfel- 7. Bananen- 8. Orangen- 10. Birnen- 11. Aprikosenfruchtpulver	4. Zucker 6. Maltodextrin 9. Stärke

| Sonstiges | Gehalte in 100 g verzehrsfertigem Brei | | | | |
	Energie (kJ/kcal)	Eiweiß (g)	Kohlenhy-drate (g)	Fett (g)	Nährstoffzusätze
3. pflanzliche Öle und Fette 6. Emulgator 7. Gewürze (Vanille, Zimt)	398/95	2,7	13,7	3,2	11 Vitamine, Calcium, Eisen, Jod
3. pflanzliche Öle und Fette 7. Emulgatoren	394/94	2,7	13,9	3,0	11 Vitamine, Calcium, Eisen, Jod
5. pflanzliche Öle und Fette 7. Säuerungsmittel Zitronensäure	394/93	2,8	15,7	2,2	11 Vitamine, Calcium, Eisen, Jod
3. pflanzliche Öle und Fette 6. Emulgatoren 7. Gewürze (Vanille, Zimt)	399/95	2,6	13,7	3,3	11 Vitamine, Calcium, Eisen, Jod
4. pflanzliche Öle und Fette 6. Emulgatoren 7. Gewürze (Vanille, Zimt)	399/93	2,6	13,6	3,1	11 Vitamine, Calcium, Eisen, Jod
6. pflanzliche Öle 7. pflanzliches Fett 9. Emulgator Lecithin	434/102	3,6	17,0	2,2	11 Vitamine, Eisen, Jod
3. pflanzliche Öle	415/99	2,9*	12,7*	4,1*	11 Vitamine, Calcium, Eisen, Jod

* berechnet aus Portionsangaben

Fortsetzung Tab. 6.2.

	An-zahl	Anzahl und Art der enthaltenen Lebensmittel			
		Milch-produkte	Getreide-produkte	Frucht-produkte	Zucker/ andere Koh-lenhydrate
Miluvit »mit« Kinder-grieß mit Milch MILUPA (nach dem 4. Monat)	11	2. Mager-milchpulver 5. Vollmilch-pulver	1. Getreide (Reis, Mais)		4. Zucker 6. Frucht-zucker 7. Trauben-zucker 9. Malto-dextrin 10. Milch-zucker
Früchtebrei HUMANA (nach dem 4. Monat)	12	1. Mager-milchpulver	4. Reisquell-flocken 5. Quellstärke 6. Maisquell-grieß	2. Früchte-pulver (Apfel, Orange, Ba-nane, Ananas, Aprikose)	7. Fructose 8. Glucose
Vielkornbrei HUMANA (nach dem 4. Monat)	14	2. Mager-milchpulver	1. Vielkorn-flocken (Weizen, Rog-gen, Reis, Hafer, Gerste, Buchweizen)		4. Lactose 5. Malto-dextrin 6. Glucose 7. Fructose
Milchbrei Früchte MILUPA (nach dem 4. Monat)	15	2. Mager-milchpulver 5. Vollmilch-pulver	1. Getreide (Reis, Mais)	7. Frucht-pulver (Birne, Pfirsich, Ma-racuja, Apri-kose)	4. Zucker 6. Frucht-zucker 10. Malto-dextrin 11. Milch-zucker

2) Deklaration 6. Monat oder später

Junior-Joghurtbrei Himbeeren ALETE/NESTLE (ab 8. Monat)	6	1. Joghurt aus entrahm-ter Milch 5. Joghurt	2. Weizen-mehl	4. Himbeer-mark	3. Zucker
Milch-Fertigbrei Schokolade ALETE/NESTLE (ab 6. Monat)	6	1. entrahmte Milch 2. Vollmilch	3. Weizen-mehl 4. Hart-weizengrieß		6. Zucker

| Sonstiges | Gehalte in 100 g verzehrsfertigem Brei | | | | |
	Energie (kJ/kcal)	Eiweiß (g)	Kohlenhy- drate (g)	Fett (g)	Nährstoffzusätze
3. pflanzliche Öle und Fette 8. Gewürze (Vanille, Zimt)	400/95	2,7	14,0	3,1	11 Vitamine, Calcium, Eisen, Jod
3. pflanzliche Fette 9. Vanillin	479/113	3,1	15,9	4,1	11 Vitamine, Calcium, Eisen, Jod
3. pflanzliche Fette 8. Zimt 9. Vanillin	463/113	3,0	16,2	4,0	11 Vitamine, Calcium, Eisen, Jod
3. pflanzliche Öle und Fette 8. Gewürze (Vanille, Zimt) 9. Säuerungsmittel Zitronensäure	397/94	2,7	13,9	3,1	11 Vitamine, Calcium, Eisen, Jod
6. pflanzliche Öle 7. pflanzliches Fett 8. Rote-Beete-Pulver	524/124	4,8	19,0	3,1	11 Vitamine, Eisen, Jod
5. Schokoladenpulver 7. pflanzliche Öle 8. pflanzliches Fett 9. Emulgator Lecithin	463/109	4,2	16,2	3,0	11 Vitamine, Calcium, Eisen, Jod

Fortsetzung Tab. 6.2.

	Anzahl und Art der enthaltenen Lebensmittel				
	An-zahl	Milch-produkte	Getreide-produkte	Frucht-produkte	Zucker/ andere Koh-lenhydrate
Milch-Fertigbrei Vollkorn-Grieß ALETE/NESTLE (ab 6. Monat)	6	1. entrahmte Milch 2. Vollmilch	3. Weizen-schrot 4. Vollkorn-grieß 5. Hartweizen-grieß		7. Zucker
Milchbrei Kindergrieß HIPP (ab 6. Monat)	6	2. Milch-pulver, entrahmt	1. Weizen-grieß		4. Malto-dextrin 5. Glucose
Milch-Fertigbrei Schoko MILASAN (ab 6. Monat)	6	1. Mager-milchpulver 6. Milchfett	2. Weizen-grieß		3. Zucker
Lactana Schokobrei TÖPFER (ab 6. Monat)	6	2. Milch-pulver, entrahmt	1. Reis		3. Trauben-zucker
Milchbrei Hafer-Früchte HIPP (ab 6. Monat)	7	2. Milch-pulver, entrahmt	1. Hafervoll-kornmehl	6. Apfel-fruchtpulver 7. Trauben-fruchtpulver	4. Malto-dextrin 5. Trauben-zucker
Milchbrei Schoko HIPP (ab 6. Monat)	7	2. Milch-pulver, entrahmt	1. Weizen-grieß	7. Bananen-fruchtpulver	5. Malto-dextrin 6. Zucker
Milch-Grießbrei HUMANA (ab 6. Monat)	7	1. Mager-milchpulver	2. Maisquell-stärke 5. Reisquellmehl		4. Malto-dextrin 6. Fructose
Milchbrei Vollkorn HIPP (ab 6. Monat)	8	2. Milch-pulver, entrahmt	1. Getreide (Weizenvoll-kornmehl, Hartweizen-grieß, Hafer-vollkornmehl, Reismehl, Roggenvoll-kornmehl, Weizenkleie)		3. Malto-dextrin

| Sonstiges | Gehalte in 100 g verzehrsfertigem Brei | | | | Nährstoffzusätze |
	Energie (kJ/kcal)	Eiweiß (g)	Kohlenhy-drate (g)	Fett (g)	
6. pflanzliche Öle 8. pflanzliches Fett 9. Emulgator Lecithin 10. Aroma Vanillin	465/110	3,6	15,6	3,6	11 Vitamine, Eisen, Jod
3. pflanzliche Öle 6. Vanillin	478/114	3,5	15,5	4,2	10 Vitamine, Calcium, Eisen, Jod
4. pflanzliche Öle und Fette 5. Kakaopulver 7. Vanille	398/94	3,3	14,6	2,6	11 Vitamine, Calcium, Eisen, Jod
4. pflanzliche Öle 5. Kakaopulver 6. Vanillin	463/110	3,7*	16,2*	3,4*	12 Vitamine, Calcium, Eisen, Jod
3. pflanzliche Öle	478/114	3,4	14,8	4,6	10 Vitamine, Calcium, Eisen, Jod
3. pflanzliche Öle 4. Schokoladenpulver	484/111	3,7	14,5	4,3	10 Vitamine, Calcium, Eisen, Jod
3. pflanzliche Fette 7. Vanillin	461/109	4,0	15,9	3,0	11 Vitamine, Eisen, Jod
4. pflanzliche Öle 5. Vanillin	463/110	3,6	14,3	4,3	10 Vitamine, Calcium, Eisen, Jod

* berechnet aus Portionsangaben

Fortsetzung Tab. 6.2.

	Anzahl und Art der enthaltenen Lebensmittel				
	An-zahl	Milch-produkte	Getreide-produkte	Frucht-produkte	Zucker/andere Kohlenhydrate
Milchbrei Apfel-Hafer ohne Kristallzucker-zusatz, MILUPA (ab 6. Monat)	8	1. Mager-milchpulver	3. Hafer	4. Apfelpulver	2. Malto-dextrin 7. Milch-zucker
Basis-Vollkorn Milchbrei ALETE/NESTLE (ab 6. Monat)	9	1. entrahmte Milch 2. Vollmilch	3. Weizenschrot 5. Hafermehl 6. Gerstenmehl 7. Roggenschrot 8. Maisgrieß 10. Reisspeisegrieß 11. Weizenkleie		
Milchbrei Vielkorn-Joghurt HIPP (ab 8. Monat)	9	2. Milch-pulver, entrahmt 5. Mager-milch-joghurt-pulver	1. Getreide (Weizenvoll-kornmehl, Hartweizen-grieß, Hafer-vollkornmehl, Reismehl, Roggenvoll-kornmehl, Weizenkleie)		3. Glucose 6. Malto-dextrin
Milchbrei Butterkeks-Biskuit MILUPA (ab 6. Monat)	9	2. Mager-milchpulver 7. Molken-pulver, ent-mineralisiert	1. Getreide (Weizen, Reis)		4. Malto-dextrin 8. Milch-zucker
Milchbrei Milch-Reis MILUPA (ab 6. Monat)	9	3. Mager-milchpulver 6. Molken-pulver, ent-mineralisiert	1. Reis		2. Malto-dextrin 5. Zucker 7. Milch-zucker
Miluvit »mit« Kindergrieß mit Milch MILUPA (ab 6. Monat)	9	2. Mager-milchpulver	1. Weizen-grieß		3. Malto-dextrin 5. Zucker 6. Trauben-zucker 8. Milchzucker

	Gehalte in 100 g verzehrsfertigem Brei				
Sonstiges	Energie (kJ/kcal)	Eiweiß (g)	Kohlenhydrate (g)	Fett (g)	Nährstoffzusätze
5. pflanzliche Öle und Fette 6. Gewürze (Vanille, Zimt)	504/121	3,9	18,6	3,4	11 Vitamine, Calcium, Eisen, Jod
4. pflanzliche Öle 9. pflanzliches Fett 12. Emulgator Lecithin	435/102	4,0	16,7	2,2	11 Vitamine, Eisen, Jod
4. pflanzliche Öle 7. Vanillin	450/107	3,6	14,8	3,7	10 Vitamine, Calcium, Eisen, Jod
3. Butterkeks 5. pflanzliche Öle und Fette 6. Biskuit 9. Emulgator Lecithin	523/124	4,0	19,0	3,6	11 Vitamine, Calcium, Eisen, Jod
4. pflanzliche Öle und Fette 8. Emulgator Lecithin 9. Gewürze (Vanille, Zimt)	515/122	3,5	20,3	3,0	11 Vitamine, Calcium, Eisen, Jod
4. pflanzliche Öle und Fette 7. Gewürze (Vanille, Zimt)	517/122	4,1	20,0	2,9	11 Vitamine, Calcium, Eisen, Jod

Fortsetzung Tab. 6.2.

	Anzahl und Art der enthaltenen Lebensmittel				
	An-zahl	Milch-produkte	Getreide-produkte	Frucht-produkte	Zucker/andere Kohlenhydrate
Milchbrei Apfel-Vanille MILUPA (ab 8. Monat)	10	1. Magermilchpulver	2. Reis 8. Knusperreis 9. Stärke	6. Apfelstückchen 7. Apfelpulver	3. Maltodextrin 4. Zucker 12. Milchzucker
Milchbrei Südfrüchte-Joghurt HIPP (ab 8. Monat)	11	2. Milchpulver, entrahmt 6. Magermilchjoghurtpulver	1. Weizengrieß	8. Bananen- 9. Orangen- 10. Papaya- 11. Mango- 12. Passionsfruchtpulver	4. Maltodextrin 5. Fructose 7. Glucose
Milchbrei Vollkorn ohne Kristallzuckerzusatz MILUPA (ab 6. Monat)	11	3. Magermilchpulver	1. Getreide (Weizen, Hafer, Roggen, Mais, Gerste, Hirse, Reis)		2. Maltodextrin 5. Milchzucker
Milchbrei Schoko MILUPA (ab 6. Monat)	12	2. Magermilchpulver 6. Molkenpulver, entmineralisiert	1. Hartweizengrieß		4. Maltodextrin 5. Zucker 8. Traubenzucker 10. Milchzucker
Milchbrei Bircher-Müsli MILUPA (ab 8. Monat)	13	2. Magermilchpulver 6. Molkenpulver, entmineralisiert	3. Maisflocken		5. Zucker 7. Milchzucker 8. Maltodextrin
Milchbrei Joghurt-Früchte MILUPA (ab 8. Monat)	13	2. Magermilchpulver 7. Magermilchjoghurtpulver 9. Molkenpulver, entmineralisiert	1. Getreide (Weizen, Reis) 8. Knusper-Reis	11. Fruchtpulver (Aprikose, Maracuja, Pfirsich)	3. Zucker 5. Traubenzucker 6. Maltodextrin 10. Milchzucker

| Sonstiges | Gehalte in 100 g verzehrsfertigem Brei | | | | Nährstoffzusätze |
	Energie (kJ/kcal)	Eiweiß (g)	Kohlenhy-drate (g)	Fett (g)	
5. pflanzliche Öle und Fette 10. Vanilleextrakt 11. Aroma, natürlich	495/117	3,4	20,7	2,3	11 Vitamine, Calcium, Eisen, Jod
3. pflanzliche Öle	458/109	3,1	15,7	3,7	10 Vitamine, Calcium, Eisen, Jod
4. pflanzliche Öle und Fette	494/117	4,1	18,5	3,1	11 Vitamine, Calcium, Eisen, Jod
3. pfl. Öle u. Fette 7. Kakaopulver, stark entölt 9. Vollmilchschokolade 11. Emulgator Lecithin 12. Gewürze (Vanille, Zimt)	518/123	4,4	18,8	3,3	11 Vitamine, Calcium, Eisen, Jod
1. Bircher-Müsli (Weizen, Apfelpulver, Haferflocken, Rosinen, Haselnüsse, Honigpulver) 4. pflanzliche Öle und Fette 9. Emulgator Lecithin	499/119	4,0	18,3	3,3	11 Vitamine, Calcium, Eisen, Jod
4. pflanzliche Öle und Fette 12. Emulgator Lecithin 13. Zitronensäure	511/121	4,4	19,2	2,8	11 Vitamine, Calcium, Eisen, Jod

Fortsetzung Tab. 6.2.

	Anzahl und Art der enthaltenen Lebensmittel				
	An-zahl	Milch-produkte	Getreide-produkte	Frucht-produkte	Zucker/andere Kohlenhydrate
Milchbrei Stracciatella MILUPA (ab 8. Monat)	13	1. Magermilchpulver	2. Reis 8. Stärke		4. Traubenzucker 5. Zucker 7. Maltodextrin 13. Milchzucker
Milchbrei Vollkorn MILUPA (ab 6. Monat)	14	2. Magermilchpulver	1. Getreide (Weizen, Hafer, Gerste, Roggen, Reis, Hirse, Mais)		3. Maltodextrin 5. Zucker 7. Milchzucker
Milchbrei Früchte MILUPA (ab 6. Monat)	16	1. Magermilchpulver	2. Getreide (Weizengrieß, Reis)	5. Fruchtpulver (Apfel, Banane, Birne, Orange, Aprikose)	3. Maltodextrin 6. Zucker 7. Traubenzucker 8. Fruchtzucker 10. Mllch-zucker
Milchbrei Südfrüchte MILUPA (ab 6. Monat)	16	2. Magermilchpulver 6. Molkenpulver, entmineralisiert	1. Getreide (Maisgrieß, Reis)	7. Fruchtpulver (Banane, Ananas, Orange, Maracuja, Papaya, Mango)	3. Maltodextrin 5. Zucker 8. Milchzucker
Gläschenprodukte					
Milchbrei mit Vanille MILUPA (ab 6. Monat)	4	1. Vollmilch	3. Reis		4. Honig
Abend-Brei Milchbrei Banane ALETE/NESTLE (nach dem 4. Monat)	5	1. Vollmilch	4. Reismehl	2. Bananenmark 3. Bananensaft	6. Zucker

| Sonstiges | Gehalte in 100 g verzehrsfertigem Brei | | | | Nährstoffzusätze |
	Energie (kJ/kcal)	Eiweiß (g)	Kohlenhydrate (g)	Fett (g)	
3. Schokoladen-stückchen 6. pflanzliche Öle und Fette 9. Vanilleextrakt 10. Milchkaramelpulver 11. Aroma, natürlich 12. Zitronensäure	509/121	3,9	19,8	2,9	11 Vitamine, Calcium, Eisen, Jod
4. pflanzliche Öle und Fette 6. Gewürze (Vanille, Zimt)	491/116	4,1	18,1	3,1	11 Vitamine, Eisen, Jod, Calcium
4. pflanzliche Öle und Fette 9. Gewürze (Vanille, Zimt)	511/121	3,8	19,8	3,0	11 Vitamine, Calcium, Eisen, Jod
4. pflanzliche Öle und Fette 9. Emulgator Lecithin 10. Vanille 11. Zitronensäure	512/121	3,5	20,3	2,9	11 Vitamine, Calcium, Eisen, Jod
2. Wasser 5. Vanilleextrakt	385/91	3,1	13,8	2,7	Ascorbinsäure
5. Wasser 7. Maiskeimöl	420/100	3,1	14,0	3,5	11 Vitamine, Jod

Fortsetzung Tab. 6.2.

	Anzahl und Art der enthaltenen Lebensmittel				
	An-zahl	Milch-produkte	Getreide-produkte	Frucht-produkte	Zucker/ andere Kohlenhydrate
Abend-Brei Milchbrei Grieß mit Bourbon Vanille ALETE/NESTLE (ab 5. Monat)	5	1. Vollmilch	3. Hartweizen-grieß		4. Zucker
Abend-Brei Milchbrei Schokolade ALETE/NESTLE (ab 6. Monat)	5	1. Vollmilch	3. Hartweizen-grieß		4. Zucker
Gute Nacht Brei Grießmilchbrei Schoko HIPP (ab 6. Monat)	5	1. Vollmilch	3. Weizengrieß		5. Zucker
Gute Nacht Brei Milchbrei Banane HIPP (im 4. Monat)	5	1. Vollmilch	3. Reis, gekocht	4. Bananen	5. Zucker
Milchbrei mit Apfel und Vanille MILUPA (ab 6. Monat)	5	1. Vollmilch	4. Reis	2. Äpfel	
Abend-Brei Milchbrei Banane mit Hafer-flocken ALETE/NESTLE (ab 8. Monat)	6	1. Vollmilch	5. Reismehl 6. Hafer-flocken	3. Bananen-mark 4. Bananensaft	7. Zucker
Abend-Brei Milchbrei Mango in Birne ALETE/NESTLE (ab 5. Monat)	6	1. Vollmilch	4. Hart-weizengrieß	2. Früchte (Mangomark, Birnenmark)	5. Zucker
Abend-Brei Milchbrei, Schoko mit Banane ALETE/NESTLE (ab 6. Monat)	6	1. Vollmilch	5. Hart-weizengrieß	3. Bananen-mark 4. Bananensaft	7. Zucker

| Sonstiges | Gehalte in 100 g verzehrsfertigem Brei | | | | |
	Energie (kJ/kcal)	Eiweiß (g)	Kohlenhydrate (g)	Fett (g)	Nährstoffzusätze
2. Wasser 5. Maiskeimöl 6. natürliches Bourbon Vanillearoma	399/95	3,4	12,0	3,7	11 Vitamine, Eisen, Jod
2. Wasser 5. Schokoladenpulver 6. Maiskeimöl	421/100	3,5	13,0	3,8	11 Vitamine, Eisen, Jod
2. Wasser 4. Schokoladenpulver 6. pflanzliche Öle	380/90	3,0	11,6	3,5	Calcium, Jod
2. Wasser 6. pflanzliche Öle	365/87	2,4	11,5	3,5	Calcium, Jod
3. Wasser 5. Butter 6. Vanilleextrakt	349/83	1,8	12,4	2,9	Vitamin C
2. Wasser 8. Sojaöl	402/96	2,7	14,0	3,2	11 Vitamine, Jod
3. Wasser 6. Sojaöl	389/92	2,9	13,0	3,2	11 Vitamine, Jod
2. Wasser 6. Schokoladenpulver 8. Sojaöl	415/99	3,2	14,0	3,3	11 Vitamine, Jod

Fortsetzung Tab. 6.2.

	An-zahl	Milch-produkte	Getreide-produkte	Frucht-produkte	Zucker/ andere Kohlenhydrate
		Anzahl und Art der enthaltenen Lebensmittel			
Gute Nacht Brei Grießmilchbrei Vanille HIPP (ab 5. Monat)	6	1. Vollmilch	4. Weizengrieß		3. Zucker 5. Stärke
Gute Nacht Brei Junior Milchreis Banane HIPP (ab 8. Monat)	6	1. Vollmilch	3. Reis, gekocht	4. Bananen	5. Zucker 7. Stärke
Gute Nacht Brei Junior Milchreis Vanille HIPP (ab 8. Monat)	6	1. Vollmilch	2. Reis, gekocht		4. Zucker 5. Stärke
Abend-Brei Milchbrei Mango mit Ananas ALETE/NESTLE (ab 8. Monat)	7	1. Vollmilch	6. Dinkel-flocken 8. Reismehl	3. Mango-mark 4. Ananas 5. Ananassaft	7. Zucker
Abend-Brei Milchbrei, Mehrkorn ALETE/NESTLE (ab 6. Monat)	7	1. Vollmilch	3. Hafermehl 5. Hartweizen-grieß 6. Maisgrieß		4. Zucker
Milchbrei mit Früchten MILUPA (ab 6. Monat)	7	1. Vollmilch	3. Reis	2. Früchte (Äpfel, Bana-nen, Aprikosen) 6. Ananas-konzentrat	
Abend-Brei Milchbrei Maracuja mit Birne ALETE/NESTLE (ab 8. Monat)	8	1. Vollmilch	5. Reismehl 7. Dinkel-flocken 8. Haferflocken	2. Birnenmark 4. Mara-cujasaft	6. Zucker
Gute Nacht Brei, Milchbrei Früchte HIPP (ab 5. Monat)	8	1. Vollmilch	4. Vollkorn-haferflocken 7. Vollkorn-hafermehl 9. Reis, gekocht	5. Apfel 6. Banane	3. Zucker
Abend-Brei Milchbrei 4-Korn mit Früchten ALETE/NESTLE (ab 8. Monat)	9	1. Vollmilch	7. Reismehl 8. Dinkel-flocken 10. Hafermehl 11. Hart-weizengrieß	2. Bananen-mark 3. Ananas 4. Bananensaft 6. Ananassaft	9. Zucker

| Sonstiges | Gehalte in 100 g verzehrsfertigem Brei | | | | Nährstoffzusätze |
	Energie (kJ/kcal)	Eiweiß (g)	Kohlenhy-drate (g)	Fett (g)	
2. Wasser 6. pflanzliche Öle 7. Vanillearoma	370/89	2,3	12,2	3,4	Calcium, Jod
2. Wasser 6. pflanzliche Öle	370/88	2,5	12,4	3,2	Calcium, Jod
3. Wasser 6. pflanzliche Öle 7. Vanillearoma	430/10	2,7	15,6	3,2	Calcium, Jod
2. Wasser 9. Sojaöl	409/97	2,5	15,0	3,0	11 Vitamine, Eisen, Jod
2. Wasser 7. Maiskeimöl 8. natürliches Vanille-aroma	402/96	3,4	12,0	3,8	11 Vitamine, Eisen, Jod
4. Butter 5. Wasser	400/95	2,2	13,3	3,7	Vitamin C
3. Wasser 9. Sojaöl	409/97	2,5	15,0	3,0	11 Vitamine, Eisen, Jod
2. Wasser 8. pflanzliche Öle 10. Zimt	375/89	2,7	11,0	3,8	Calcium, Jod
5. Wasser 12. Sojaöl	390/93	2,6	14,0	2,9	11 Vitamine, Jod

6.3. *Industriell hergestellte Getreide-Obst-Breie für Säuglinge*

	Anzahl und Art der enthaltenen Lebensmittel		
	An-zahl	Getreide-produkte	Frucht-produkte	Fette
zum Vergleich: **selbstzubereitete Beikost** Getreide-Obst-Brei (ab 7. Monat)	3	3. Getreide-flocken	1. Obst	4. Butter
industriell hergestellte Beikost *Gläschenprodukte*				
Apfel mit Zwieback ALNATURA (ab 5. Monat)	2	3. Zwieback	1. Apfelmark	
Ananas mit Vollkornreis HIPP (nach dem 4. Monat)	3	4. Vollkorn-reismehl 5. Reismehl, gemahlen	2. Ananas 3. Apfeldicksaft, entsäuert	
Vollkorn-Apfel-Müesli HIPP (ab 8. Monat)	3	3. Vollkorn-weizenflocken 4. Vollkornhafer-flocken	1. Äpfel 2. Apfelsaft	
Apfel-Banane MARTIN EVERS (ab 5. Monat)	3	4. Haferflocken	1. Äpfel 2. Bananen	
Pfirsich-Dinkel MARTIN EVERS (ab 5. Monat)	3	3. Dinkel	1. Pfirsiche	
Apfel mit Zwieback MILUPA (ab 6. Monat)	3	3. Zwieback	2. Früchte (Äpfel, Apfel-saftkonzentrat)	4. Butter
Apfel mit Naturreis SUNVAL (nach dem 4. Monat)	3	3. Naturreis	1. Äpfel	
Getreide-Früchte-Brei Zwieback in Apfel ALETE/NESTLE (ab 6. Monat)	4	4. Zwieback	1. Apfelmark 3. Apfelsaft 6. Zitronensaft	5. Sojaöl

Sonstiges	Gehalte in 100 g verzehrsfertigem Brei				
	Energie (kJ/kcal)	Eiweiß (g)	Kohlen-hydrate (g)	Fett (g)	Nährstoff-zusätze
2. Wasser	356/85	1,5	13,0	2,7	
2. Wasser	318/62	1,1	12,6	0,0	
1. Wasser	280/66	0,5	15,5	0,2	Vitamin C
	225/54	0,7	12,0	0,3	Vitamin C, Calcium
3. Wasser	305/72	1,2	15,6	0,5	
2. Wasser 4. Honig	228/54	1,2	11,9	0,2	
1. Wasser	324/77	1,3	12,1	2,6	Vitamin C
2. Wasser 4. Honig	391/92	k. A.	21,9	k. A.	
2. Wasser	292/69	1,1	13,0	1,4	Vitamin C, Jod

Fortsetzung Tab. 6.3.

	Anzahl und Art der enthaltenen Lebensmittel			
	An-zahl	Getreide-produkte	Frucht-produkte	Fette
Getreide-Früchte-Brei Apfel mit Vollkornhafer ALETE/NESTLE (ab 6. Monat)	4	3. Vollkorn-hafermehl	1. Apfelmark 2. Apfelsaft 5. Zitronensaft	4. Pflanzenöl
Reis-Früchte-Brei Banane mit Orange ALETE/NESTLE (nach dem 4. Monat)	4	2. Reis, gekocht	1. Früchte (Bananenmark, Orangen) 3. Orangensaft 4. Zitronensaft	
Reis-Früchte-Brei Banane und Pfirsich in Apfel ALETE/NESTLE (nach dem 4. Monat)	4	5. Reis	1. Apfelsaft 2. Bananenmark 3. Apfelmark 4. Pfirsichmark	
Reis-Früchte-Brei Mango in Apfel ALETE/NESTLE (nach dem 4. Monat)	4	1. Reis, gekocht 6. Reismehl	2. Mangopüree 3. Apfelmark 4. Apfelsaft 5. Zitronensaft	
Birne und Apfel mit Haferflocken ALNATURA (ab 5. Monat)	4	4. Haferflocken	1. Birnen 2. Äpfel	
Birne mit Hafer GRANOVITA (ab 5. Monat)	4	3. Haferflocken	1. Birnen 2. Äpfel	
Vollkorn-Reisbrei in Früchten HIPP (nach dem 4. Monat)	4	4. Vollkornreis, gemahlen 6. Reis, gemahlen	1. Früchtemischung (Äpfel, Pfirsiche) 2. Apfelsaft	5. pflanz-liches Öl
Birne mit Hafer MARTIN EVERS (ab 5. Monat)	4	3. Haferflocken	1. Birnen 2. Äpfel	
Kirsche-Apfel MARTIN EVERS (nach dem 4. Monat)	4	4. Naturreis	1. Äpfel 2. Kirschen	

Sonstiges	Gehalte in 100 g verzehrsfertigem Brei				
	Energie (kJ/kcal)	Eiweiß (g)	Kohlen-hydrate (g)	Fett (g)	Nährstoff-zusätze
	366/87	1,8	16,0	1,7	Vitamin C, Jod
	285/67	1,3	15,0	< 1	Vitamin C, Jod
	353/83	1,3	19,0	< 1	Vitamin C, Jod
	315/74	1,1	17,0	< 1	Vitamin C, Jod
3. Wasser 5. Honig	315/74	1,2	15,0	0,0	
4. Honig	248/59	1,0	12,5	0,5	
3. Wasser	300/71	0,5	11,2	2,7	Vitamin C, Calcium
4. Honig	325/77	1,0	17,0	0,5	
3. Wasser 5. Honig	332/78	1,1	18,0	0,2	

Fortsetzung Tab. 6.3.

	Anzahl und Art der enthaltenen Lebensmittel			
	An-zahl	Getreide-produkte	Frucht-produkte	Fette
Birne und Apfel mit Haferflocken SUNVAL (ab 5. Monat)	4	4. Haferflocken	1. Birnen 2. Äpfel	
Getreide-Früchte-Brei Aprikose in Apfel ALETE/NESTLE (ab 6. Monat)	5	4. Vollkorn-hafermehl	1. Apfelmark 2. Aprikosenmark 3. Apfelsaft 6. Apfelsaft-konzentrat 7. Zitronensaft	5. Sojaöl
Vollkorn-Früchte-Brei Ananas in Apfel ALETE/NESTLE (ab 6. Monat)	5	4. Vollkorn-hafermehl	1. Apfelmark 2. Ananassaft 3. Ananas 6. Zitronensaft	5. Pflanzenöl
Vollkorn-Früchte-Brei Apfel mit Karotte ALETE/NESTLE (ab 6. Monat)	5	5. Vollkorn-hafermehl	1. Apfelmark 2. Karotten 3. Apfelsaft 7. Zitronensaft	6. Sojaöl
Vollkorn-Früchte-Brei Banane in Apfel ALETE/NESTLE (ab 6. Monat)	5	4. Vollkorn-hafermehl	1. Apfelmark 2. Apfelsaft 3. Bananenmark 5. Zitronensaft	6. Pflanzenöl
Zwieback-Früchte-Brei Banane mit Apfel ALETE/NESTLE (ab 6. Monat)	5	4. Zwieback	1. Früchte (Bananenmark, Apfelmark) 3. Apfelsaft 5. Bananensaft 7. Zitronensaft	6. Sojaöl
Reisbrei in Früchten und Vollkorn BEBIVITA/SOMALON (ab 6. Monat)	5	5. Vollkornreis, gemahlen 8. Reis, gemahlen	1. Äpfel 2. Apfelsaft, säurearm 4. Pfirsiche 6. Bananen	
Apfel-Bananen-Müesli HIPP (ab 8. Monat)	5	5. Vollkorn-weizenflocken 7. Vollkorn-haferflocken	1. Äpfel 2. Apfelsaft, säurearm 3. Bananen 6. säurearmes Apfelsaftkonzentrat	

| Sonstiges | Gehalte in 100 g verzehrsfertigem Brei | | | | |
	Energie (kJ/kcal)	Eiweiß (g)	Kohlen-hydrate (g)	Fett (g)	Nährstoff-zusätze
3. Wasser 5. Honig	315/74	1,15	15,0	k. A.	
	425/101	1,9	17,0	2,8	Vitamin C, Jod
	401/95	1,7	16,0	2,7	Vitamin C, Jod
4. Wasser	329/78	1,5	12,0	2,7	
	376/89	1,7	15,0	2,5	Vitamin C, Jod
2. Wasser	327/77	1,2	15,0	1,4	Vitamin C, Jod
3. Wasser 7. pflanzliches Öl	314/75	0,6	11,8	2,8	Vitamin C
4. Vollmilch-Joghurt	265/63	0,9	13,7	0,5	Vitamin C

Fortsetzung Tab. 6.3.

	Anzahl und Art der enthaltenen Lebensmittel			
	An-zahl	Getreide-produkte	Frucht-produkte	Fette
Südfrüchte in Apfel mit Vollkornreis HIPP (nach dem 4. Monat)	5	6. Vollkorn-reismehl 7. Reismehl	1. Äpfel 2. Apfelsaft, säurearm 3. Bananen 4. Mango 5. Ananassaft 8. säurearmes Apfelsaftkonzentrat	
Vielkorn-Apfel-Brei HIPP (ab 6. Monat)	5	5. Vollkorn-weizenflocken 6. Vollkorn-haferflocken 7. Vollkorn-roggenflocken	1. Äpfel 2. Apfelsaft	4. pflanz-liches Öl
Vollkorn-Früchte-Brei Orange in Apfel ALETE/NESTLE (ab 6. Monat)	6	4. Vollkorn-hafermehl	1. Apfelmark 2. Orangensaft 3. Orangen 5. Apfelsaft 8. Zitronensaft	7. Pflanzenöl
Vollkorn-Früchte-Brei Pfirsich-Maracuja in Birne ALETE/NESTLE (ab 6. Monat)	6	4. Vollkorn-hafermehl	1. Birnenmark 2. Pfirsichmark 3. Birnensaft 5. Maracujasaft 7. Zitronensaft	6. Pflanzenöl
Zwieback-Früchte-Brei Pfirsich mit Apfel ALETE/NESTLE (ab 6. Monat)	6	4. Zwieback 5. Reismehl	1. Früchte (Pfir-sichmark, Apfel-mark) 2. Apfelsaft 7. Zitronensaft	6. Sojaöl
Apfel und Flocken-mischung mit Heidel-beersaft ALNATURA (ab 5. Monat)	6	5. Haferflocken 6. Gerstenflocken 7. Weizenflocken	1. Äpfel 2. Heidelbeersaft	
Früchte mit Hafer BEBIVITA/SOMALON (ab 6. Monat)	6	6. Vollkorn-haferflocken 8. Reis, gemahlen	1. Äpfel 3. Apfelsaft, säurearm 4. Bananen 5. Orangensaft	

| Sonstiges | Gehalte in 100 g verzehrsfertigem Brei | | | | |
	Energie (kJ/kcal)	Eiweiß (g)	Kohlen-hydrate (g)	Fett (g)	Nährstoff-zusätze
	275/65	0,8	15,0	0,2	Vitamin C
3. Wasser	305/73	0,6	11,3	2,8	Vitamin C, Calcium
6. Schlagrahm	427/101	2,0	17,0	2,8	Vitamin C, Jod
	393/93	2,0	15,0	2,8	Vitamin C, Jod
3. Wasser	341/81	1,2	16,0	1,3	Vitamin C, Jod
3. Wasser 4. Honig	334/78	1,0	18,0	0,0	
2. Wasser 7. pflanzliches Öl	319/76	0,8	11,0	3,2	Vitamin C

Fortsetzung Tab. 6.3.

	Anzahl und Art der enthaltenen Lebensmittel			
	An-zahl	Getreide-produkte	Frucht-produkte	Fette
Birnen-Ananas-Müesli HIPP (ab 8. Monat)	6	6. Vollkorn-weizenflocken 9. Vollkorn-haferflocken	1. säurearmer Birnensaft 2. Birnen 3. Ananas 4. Ananassaft 8. säurearmes Birnensaftkonzentrat	7. pflanz-liches Öl
Hafer-Früchte-Brei HIPP (ab 6. Monat)	6	6. Vollkorn-haferflocken 8. Reis, gemahlen	1. Äpfel 2. Ananas 3. Apfelsaft, säurearm 4. Ananassaft 5. Orangensaft	7. pflanz-liches Öl
Vollkorn-Brei mit Apfel und Banane HIPP (ab 6. Monat)	6	3. Vollkorn-weizenflocken 5. Vollkorn-haferflocken	1. Früchtemischung (Äpfel, Bananen, Apfelsaft, säure-arm, Orangensaft)	4. pflanz-liches Öl
Vollkorn-Brei mit Apfel und Orange HIPP (ab 6. Monat)	6	4. Vollkorn-weizenflocken	1. Apfelsaft, säurearm 2. Orangensaft 3. Äpfel 5. Ananas 6. Bananen	7. pflanz-liches Öl
Banane mit Zwieback MILUPA (ab 6. Monat)	6	3. Zwieback 5. Reis	2. Früchte (Bananen, Apfel-saftkonzentrat)	6. Mais-keimöl
Apfel und Flocken-mischung mit Heidel-beersaft (Wildfrucht) SUNVAL (ab 5. Monat)	6	5. Haferflocken 6. Gerstenflocken 7. Weizenflocken	1. Äpfel 2. Heidelbeersaft	
Vollkorn-Früchte-Brei Birnenstückchen mit Mango ALETE/NESTLE (ab 8. Monat)	7	5. Vollkorn-hafermehl 6. Vollkorn-weizenschrot	1. Birnen 2. Mangomark 8. Zitronensaft	7. Sojaöl

| Sonstiges | Gehalte in 100 g verzehrsfertigem Brei | | | | |
	Energie (kJ/kcal)	Eiweiß (g)	Kohlen-hydrate (g)	Fett (g)	Nährstoff-zusätze
5. Vollmilch-joghurt	340/81	1,1	14,0	2,3	
	340/81	0,8	13,4	2,7	
2. Wasser	320/77	0,9	11,5	3,0	Vitamin C
	325/77	0,8	12,9	2,5	
1. Wasser 4. Sahne	376/90	1,1	12,5	3,9	Vitamin C
3. Wasser 4. Honig	334/78	1,0	18,0	k. A.	
3. Wasser 4. Joghurt mild	429/102	2,5	14,0	3,1	Vitamin C, Jod

Fortsetzung Tab. 6.3.

	Anzahl und Art der enthaltenen Lebensmittel			
	An-zahl	Getreide-produkte	Frucht-produkte	Fette
Früchte Allerlei mit Voll-korn BEBIVITA/SOMALON (ab 6. Monat)	7	7. Vollkorn-weizenflocken 9. Vollkorn-haferflocken	1. Äpfel 2. Apfelsaft, säurearm 3. Pfirsiche 4. Bananen 6. Orangensaft	
Müesli in Früchten BEBIVITA/SOMALON (ab 6. Monat)	7	8. Vollkorn-haferflocken 9. Vollkorn-weizenflocken	1. Äpfel 2. Ananassaft 3. Apfelsaft, säurearm 5. Aprikosen 6. Bananen	
Feines Bircher-Müesli HIPP (ab 6. Monat)	7	7. Vollkorn-haferflocken 8. Vollkorn-weizenflocken	1. Äpfel 2. Ananassaft 3. Apfelsaft, säurearm 4. Bananen 5. Aprikosen	6. pflanz-liches Öl
Vollkorn-Obst-Brei HIPP (ab 6. Monat)	7	6. Vollkorn-weizenflocken 9. Vollkorn-haferflocken	1. Apfelsaft, säurearm 2. Äpfel 3. Bananen 4. Mango 5. Orangensaft 8. Apfelsaftkonzen-trat, säurearm	7. pflanz-liches Öl
Vollkorn-Früchte-Brei Apfelmus mit Bananen ALETE/NESTLE (ab 8. Monat)	8	7. Vollkorn-hafermehl 8. Vollkorn-weizenschrot	1. Apfel 2. Bananenmark 3. Apfelsaft 4. Ananas 5. Ananassaft 10. Zitronensaft	9. Pflanzenöl
Fruchtallerlei mit Vier-kornflocken MARTIN EVERS (ab 8. Monat)	8	4. Vierkorn-Vollkornflocken (Weizen, Gerste, Hafer, Roggen)	1. Äpfel 2. Birnen 3. Pfirsiche	

| Sonstiges | Gehalte in 100 g verzehrsfertigem Brei | | | | |
	Energie (kJ/kcal)	Eiweiß (g)	Kohlen-hydrate (g)	Fett (g)	Nährstoff-zusätze
5. Wasser 8. pflanzliches Öl	315/75	0,7	12,0	2,7	Vitamin C
4. Wasser 7. pflanzliches Öl	312/74	0,6	11,9	2,7	
	320/76	0,8	12,0	2,8	
	355/84	1,0	14,0	2,7	Vitamin C
6. Joghurt mild	439/104	2,3	17,0	3,0	Vitamin C, Jod
5. Honig	353/83	1,1	19,0	0,3	

Fortsetzung Tab. 6.3.

	Anzahl und Art der enthaltenen Lebensmittel			
	An-zahl	Getreide-produkte	Frucht-produkte	Fette
Vollkorn-Früchte-Brei Apfel in Südfrüchten ALETE/NESTLE (ab 8. Monat)	9	5. Vollkorn-hafermehl 8. Vollkorn-weizenschrot	1. Ananassaft-konzentrat 2. Apfel 3. Ananas 6. Banane 7. Orangensaft-konzentrat 10. Zitronensaft	9. Sojaöl
Feines Früchte Müesli HIPP (ab 8. Monat)	9	4. Vollkorn-weizenflocken 7. Vollkorn-haferflocken	1. Früchte (Apfel, Ananas, Birne, Pfirsich) 2. Apfelsaft, säurearm 3. Orangensaft 6. Maracujasaft	5. Pflanzenöl
Südfrüchte-Müesli HIPP (ab 8. Monat)	9	8. Vollkorn-weizenflocken 11. Vollkorn-haferflocken	1. Apfelsaft, säurearm 2. Ananas 3. Äpfel 4. Pfirsiche 6. Orangensaft 7. Banane 10. Apfelsaftkon-zentrat, säurearm	9. pflanz-liches Öl
Vollkorn-Früchte-Brei Banane u. Mandarine mit Birnenstückchen ALETE/NESTLE (ab 8. Monat)	10	5. Vollkorn-hafermehl 7. Vollkorn-weizenschrot	1. Früchte (Bana-nen, Äpfel, Birnen, Mandarin-Orangen, Orangen) 4. Orangensaft 6. Zitronensaft	8. Sojaöl
7-Korn-Vollkornbrei mit Früchten GRANOVITA (ab 5. Monat)	12	3. Siebenkorn-Vollkornmehl (Weizen, Roggen, Hafer, Gerste, Hirse, Dinkel, Reis)	2. Äpfel 4. Pfirsiche 6. Rosinen	

| Sonstiges | Gehalte in 100 g verzehrsfertigem Brei | | | | |
	Energie (kJ/kcal)	Eiweiß (g)	Kohlen- hydrate (g)	Fett (g)	Nährstoff- zusätze
4. Joghurt, mild	442/105	2,4	19,0	2,1	Vitamin C, Jod
	290/69	0,8	11,8	2,1	
5. Vollmilch- joghurt	335/79	1,1	14,0	2,1	
2. Wasser 3. Joghurt, mild	354/84	1,9	15,0	1,8	Vitamin C, Jod
1. Wasser 5. Honig 7. Mandeln	354/84	1,7	17,4	0,8	

Fortsetzung Tab. 6.3.

	Anzahl und Art der enthaltenen Lebensmittel			
	An-zahl	Getreide-produkte	Frucht-produkte	Fette
Siebenkorn mit Früchten MARTIN EVERS (ab 5. Monat)	12	3. Getreide (Weizen, Dinkel, Reis, Hirse, Gerste, Hafer, Roggen)	2. Äpfel 4. Pfirsiche 6. Rosinen	
Trockenprodukte				
Apfelbrei HUMANA (nach dem 4. Monat)	6	3. Maisquellstärke 6. Maisquellgrieß 7. Reisquellmehl	2. Apfelfruchtpulver	
Junior Aprikosen Brei HUMANA (ab 8. Monat)	12	2. Maisquellgrieß 4. Reisquell-flocken 6. Knusperperlen (aus Reis, Weizen, Zucker, Malz, Kochsalz) 8. Quellstärke	3. Aprikosen-fruchtpulver	

Sonstiges	Gehalte in 100 g verzehrsfertigem Brei				
	Energie (kJ/kcal)	Eiweiß (g)	Kohlen-hydrate (g)	Fett (g)	Nährstoff-zusätze
1. Wasser 5. Honig 7. Mandeln	426/100	1,8	21,0	1,0	
1. Maltodextrin 4. Fructose 5. Glucose	398/94	0,4	22,8	0,1	11 Vitamine, Eisen, Jod
1. Trocken-glucosesirup 5. Glucose 7. Fructose 9. Honigpulver	423/100	1,0	23,0	0,2	11 Vitamine, Eisen, Jod

7 Literatur

7.1. Allgemeine weiterführende Literatur

Lebensmittel und Nährstoffe

Deutsche Gesellschaft für Ernährung (1991):
Empfehlungen für die Nährstoffzufuhr, 5., überarb. Aufl.
Umschau Verlag, Frankfurt/Main

Elmadfa I, Aign W, Muskat E (1995):
Die große GU Nährwert Tabelle.
Gräfe & Unzer, München

Scientific Commitee for Food (1993):
Nutrient and energy intakes for the European Community.
Commission of the European Communities Directorate-General, Luxembourg

Souci SW, Fachmann W, Kraut H (1994):
Die Zusammensetzung der Lebensmittel, Nährwerttabellen, 5. Aufl.
Wissenschaftliche Verlagsgesellschaft, Stuttgart

Täufel A, Ternes W, Tunger L, Zobel M (1993):
Lebensmittel-Lexikon.
Behr, Hamburg

Vollmer G (1990):
Lebensmittelführer − Inhalte, Zusätze, Rückstände.
Band 1: Obst, Gemüse, Getreide, Brot, Wasser, Getränke.
Band 2: Fleisch, Fisch, Eier, Milch, Fett, Gewürze, Süßwaren.
Thieme, Stuttgart

Ernährung

Biesalski HK, Fürst P, Kasper H, Kluthe R, Pölert W, Puchstein C, Stähelin HB (Hrsg) (1995):
Ernährungsmedizin.
Thieme, Stuttgart

Böhles H (1991):
Ernährungsstörungen im Kindesalter.
Wissenschaftliche Verlagsgesellschaft, Stuttgart

Elmadfa I, Leitzmann C (1990):
Ernährung des Menschen, 2. Aufl.
Ulmer, Stuttgart

Fomon SJ (1994):
Nutrition of normal infants, 2nd. ed.
Mosby, St. Louis/USA

Kasper H (1996):
Ernährungsmedizin und Diätetik, 8. Aufl.
Urban & Schwarzenberg, München

Leitzmann C, Hahn A (1996):
Vegetarische Ernährung.
Ulmer, Stuttgart

Wachtel U, Hilgarth R (1994):
Ernährung und Diätetik in Pädiatrie und Jugendmedizin (in 2 Bänden).
Thieme, Stuttgart

7.2. *Veröffentlichungen aus dem Forschungsinstitut für Kinderernährung*

Allgemeines

Kersting M, Ness B, Schöch G (1993):
Nährstoffbedarf von Kindern und Jugendlichen.
Ernährung 17: 484−488

Manz F (1992):
Jodmangel − Gründe, Folgen und Vorbeugungsmöglichkeiten.
Prävention 15: 111−117

Schöch G, Kersting M (1996):
Ernährung von Säuglingen und Kindern.
In: Niessen K-H (Hrsg) Kurzlehrbuch Pädiatrie, 4., überarb. Aufl.
Chapman & Hall, Weinheim, pp 21−34

Schöch G, Kersting M (1995):
Prävention durch richtige Ernährung.
In: Schlack HG (Hrsg) Sozialpädiatrie: Gesundheit, Krankheit, Lebenswelten.
Fischer, Stuttgart, pp 157−167

Schöch G, Kaiser B, Kersting M (1996):
Vor- und Nachteile des Vegetarismus.
Monatsschr Kinderheilkd 144: 232–238

Säuglingsernährung

Kersting M, Ness B, Schöch G (1994):
Das Baukastensystem der Beikost zur Realisierung der Empfehlungen für
die Nährstoffzufuhr im 5.–12. Lebensmonat.
Akt Ernähr Med 19: 160–169

Manz F (1995):
Neue Richtlinie der Europäischen Gemeinschaft über Säuglingsanfangs-
nahrung und Folgenahrung.
Kinderarzt 26: 644–652

Ernährung von Kindern und Jugendlichen

Baltes I (1994):
Ernährungsberatung in deutschen Vollzeiteinrichtungen für behinderte
Kinder und Jugendliche – Bedarf und Effektivität.
Dissertation Bonn

Kersting M, Chahda C, Schöch G (1993):
Optimierte Mischkost als Präventionsernährung für Kinder und Jugend-
liche Teil 1: Lebensmittelauswahl.
Ernähr-Umschau 40: 164–169

Kersting M, Zempléni S, Schöch G (1993):
Optimierte Mischkost als Präventionsernährung für Kinder und Jugend-
liche Teil 2: Nährstoffzufuhr.
Ernähr-Umschau 40: 204–209

Kersting M, Clausen S, Sichert-Hellert W, Schöch G (1995):
Mahlzeiten, Lebensmittelverzehr und Nährstoffzufuhr von Schülern bei
Ganztagsunterricht.
Ernährungsforschung 40: 145–154

Kersting M, Schöch G (1996):
Nährstoffzufuhr bei vegetarischer Ernährung und „Optimierter Misch-
kost".
In: Koletzko B (Hrsg) 4. Münchener Symposium „Pädiatrische Ernäh-
rungsmedizin": „Alternative Ernährung bei Kindern in der Kontroverse".
Springer, Heidelberg, pp 111–129

Schriever G, Baltes I, Engel I, Kersting M, Schöch G (1992):
Ernährung behinderter Kinder und Jugendlicher in deutschen Vollzeiteinrichtungen:
Umfeldbedingte Einflußfaktoren und Auswirkungen praxisorientierter Ernährungsberatungen.
Sozialpädiatrie 14: 522–528

Sichert-Hellert W, Kersting M, Chahda C, Schöch G (1994):
Kosten des Nahrungsverzehrs von Kindern und Jugendlichen bei üblicher Kost und bei „Optimierter Mischkost".
Ernähr-Umschau 41: 256–259

Broschüren aus dem Forschungsinstitut für Kinderernährung

- Empfehlungen für die Ernährung von Mutter und Kind
- Empfehlungen für die Ernährung von Säuglingen
- Empfehlungen für die Ernährung von Klein- und Schulkindern
  Die „Optimierte Mischkost"
- Empfehlungen für die Ernährung von Teens und Twens: „Mahlzeit!!!"
- Empfehlungen für das Frühstück: Das „Frühstück-Zweimaleins"
- Empfehlungen für die Ernährung von behinderten Kindern und Jugendlichen
- Empfehlungen für die Ernährung bei Kuhmilcheiweißallergie
- Gesund essen und gemeinsam abnehmen

Der Vertrieb erfolgt (gegen Schutzgebühr) durch die Deutsche Gesellschaft für Ernährung (DGE) − Broschürenversand − Postfach 93 02 01, 60457 Frankfurt/Main, Tel.: 0 69/97 68 03 20

7.3. *Bezugsquellen von Informationsmaterial über Ernährung*

- Auswertungs- und Informationsdienst für Ernährung, Landwirtschaft und Forsten e. V. (AID), Konstantinstraße 124, 53179 Bonn
- Bundeszentrale für gesundheitliche Aufklärung (BZgA), Ostmerheimer Straße 200, 51109 Köln
- Deutsche Gesellschaft für Ernährung e. V. (DGE), Postfach 93 02 01, 60475 Frankfurt/Main
- Krankenkassen (örtliche Zweigstellen oder Zentralen)
- Verbraucher-Zentralen (örtliche Zweigstellen oder Landeszentralen)

Sachwortregister